Sexo

sem limites

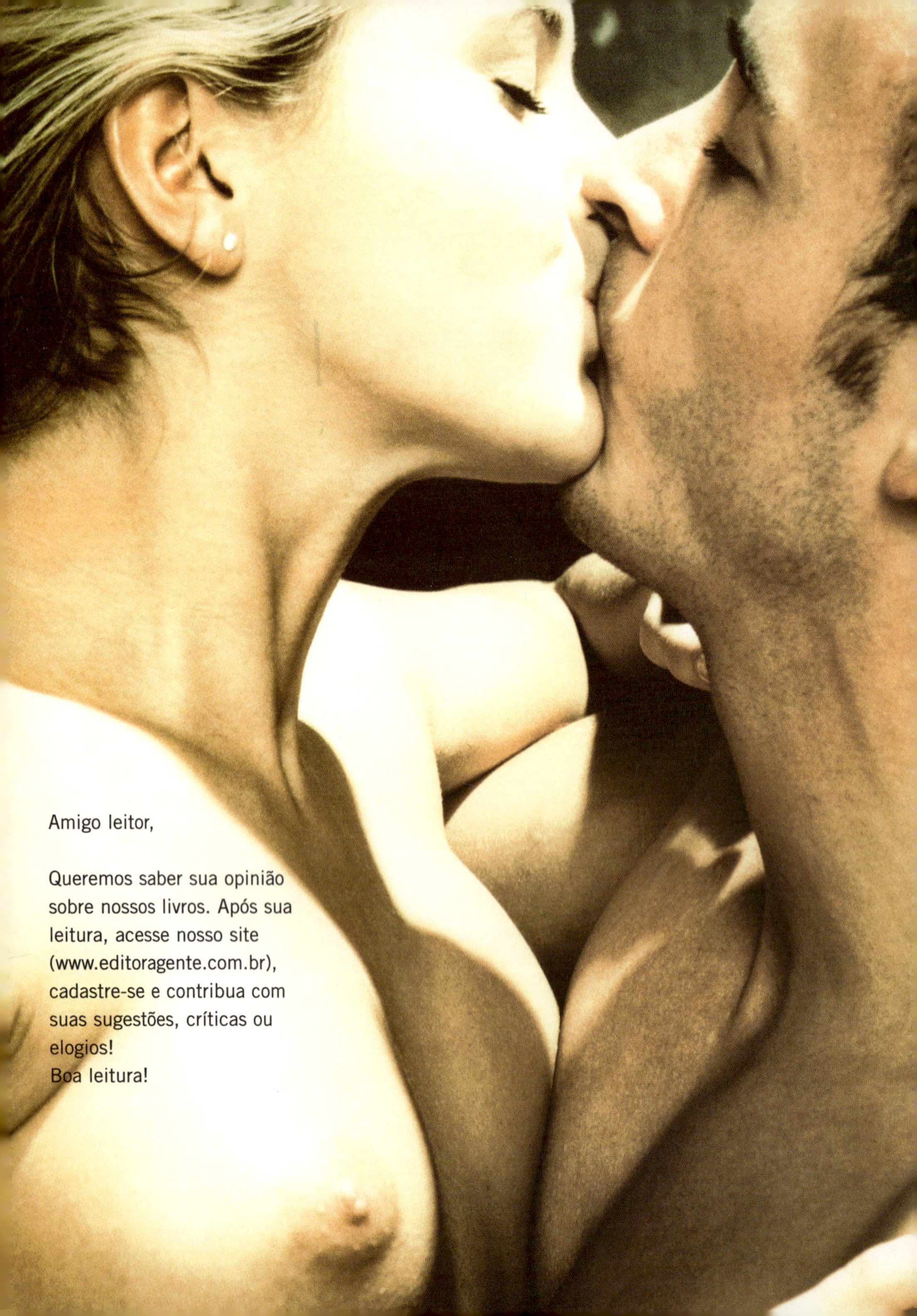

Amigo leitor,

Queremos saber sua opinião sobre nossos livros. Após sua leitura, acesse nosso site (www.editoragente.com.br), cadastre-se e contribua com suas sugestões, críticas ou elogios!
Boa leitura!

Sexo
sem limites

Anne Hooper

Tradução:
Virgínia Lobo

Editora Gente

Editora
Rosely M. Boschini

Assistente editorial
Rosângela Barbosa

Produção
Editora Gente

Capa
Daniel Rampazzo/
Casa de Idéias

Copidesque
Sandra Silva

Preparação
Alessandra J. Gelman Ruiz

Revisão
Ana Cortazzo

Diagramação
Join Bureau

Título original: *How was it for you? Anne Hooper's guide to making sex much, much better*

Traduzido do livro originalmente produzido por
Carroll & Brown Limited, London.

Rua Pedro Soares de Almeida, 114
São Paulo, SP – CEP 05029-030
Tel.: (011) 3670-2500
Site: www.editoragente.com.br
E-mail: gente@editoragente.com.br

Dados Internacionais de Catalogação na Publicação (CIP)
(Câmara Brasileira do Livro, SP, Brasil)

Hooper, Anne
Sexo sem limites ; tradução Virgínia Lobo. – São Paulo: Editora Gente, 2008.

Título original: How was it for You? Anne Hooper's guide to making sex much, much better.
Bibliografia.
ISBN 978-85-7312-576-4

1. Desempenho 2. Educação social 3. Mitos 4. Sexo 5. Sexualidade 6. Tabus I. Título.

07-7341 CDD-613.96

Índices para catálogo sistemático:

1. Sexo : Técnica : Manuais 613.96
2. Técnica sexual : Manuais 613.96

SUMÁRIO

Introdução

Alguma vez você já se perguntou o que é considerado anormal quando o assunto é sexo? Já teve a curiosidade de saber por que as pessoas que não gostam de transar acabam virando, com freqüência, alvo de piada? De onde vêm nossas atitudes diante do sexo? Devemos continuar a viver sem questionar esse comportamento? As concepções que temos sobre o que é "sexualmente normal" não estariam prejudicando nossos relacionamentos?

Este manual estimulará você a pensar de modo diferente sobre seu comportamento sexual, sobre suas concepções de certo e errado. Não me refiro aqui às grandes questões morais, como a homossexualidade ou o aborto, mas sim às mais íntimas de todas as questões pessoais – aquelas que nos tocam mais fundo –, o audacioso dilema de como somos na cama. Como nos sentimos quando entrelaçamos nossas pernas com as de outra pessoa; se ousamos olhar para nosso parceiro ou parceira enquanto transamos; se nos sentimos realmente à vontade com outra pessoa enquanto nos enroscamos e nos contorcemos, a ponto de fazermos qualquer coisa com nosso amante. Ao ler esta lista, talvez você perceba que tais sentimentos nem sempre se manifestam automaticamente. Talvez chegue à conclusão de que a implacável experiência da vida é a grande dificuldade de confiar em si o bastante para encarar seu parceiro ou parceira durante o sexo, isso sem falar na dificuldade de confiar nele ou nela.

Os seres humanos fizeram do sexo um fetiche

Em algum momento da história, evoluímos para a idéia de que o sexo deve ser feito apenas em particular, e que qualquer coisa que sugira sexualidade em público, como a nudez, por exemplo, deve ser considerada inaceitável. As proibições em relação ao ato sexual vão ainda mais longe, determinando como ele deve ser feito, o que é bom e o que é considerado um fracasso. Em lugar de simplesmente mantermos relações sexuais quando temos vontade, fizemos do sexo um fetiche. Nós preparamos a refeição, enfeitamos o prato e depois nos recusamos a comer.

Então, o que está errado com os fetiches?

Nada, desde que nos sintamos bem com eles e que não magoemos ninguém com nossas preferências. Entretanto, a conseqüência do nosso sistema sexual contemporâneo é que nos sentimos controlados, ou melhor, acreditamos que somos pessoas controladas na cama. Se não atingimos o orgasmo, acreditamos que somos um fracasso. Se achamos difícil manter uma ereção, isso se torna um reflexo pessoal do nosso desempenho no mundo. Se alcançamos o clímax muito rápido, pensamos estar fora de controle. Fetiches e mais fetiches nos envolvem de tal modo que fica absurdamente difícil entender um fato simples:

o sexo é aquilo que fazemos dele. É perfeitamente possível construí-lo como uma experiência positiva ou negativa, de qualquer tipo. Isso porque o sexo propriamente dito não é positivo nem negativo, ainda que determinado encontro possa ser maravilhoso ou desagradável; o que conta é como nos sentimos em relação a ele.

A maioria das pessoas não sabe que pode escolher seu comportamento sexual. Pensamos que, em certas circunstâncias, é natural ser infeliz. Isso acontece porque ainda não somos capazes de ver um quadro maior. Não conseguimos fugir do sistema de crenças sobre o sexo que absorvemos durante nossa infância "civilizada", para compreender que esse sistema de controle é apenas um entre muitos outros. A realidade é que podemos escolher entre sistemas.

Para repensar seu comportamento sexual

Essa é a proposta deste livro. Ele irá motivar você a pensar sobre seu comportamento sexual, especificamente em relação às suas idéias inconscientes sobre o que é certo e o que é errado, para que você possa, pelo menos, conhecer outras abordagens. Assim, você será capaz de perceber que sua presente situação sexual tem um valor em si mesma. Então, poderá aprender a se sentir melhor em relação ao modo como as coisas são para você.

Entretanto, tenho esperanças de conseguir bem mais do que fazer você se sentir melhor. Ao oferecer um comportamento sexual mais criativo aos seus relacionamentos amorosos, espero que você possa descobrir que é capaz de combater uma série de dificuldades sexuais, que antes se mostravam intransponíveis. Cada parte deste livro irá abordar aspectos específicos do sexo, oferecendo idéias sobre como considerá-los a partir de diferentes pontos de vista. Ao rever suas concepções, espero que você consiga ver suas forças e seus valores pessoais emergirem da nuvem de estresse e de infelicidade em que estão imersos hoje.

Neste livro, uso concepções retiradas da psicologia evolutiva, uma linha de pensamento sobre o comportamento humano que combina princípios da psicologia cognitiva e da biologia evolutiva. A psicologia evolutiva ainda é uma área em desenvolvimento, e muitos cientistas e antropólogos não concordam com suas idéias, sobretudo os sociobiólogos americanos Hilary e Steven Rose, que expõem suas razões no livro *Alas, Poor Darwin* [Ai, Pobre Darwin]. Eles até podem ter razão, mas isso não significa que não seja saudável repensar sua posição sobre o sexo; o trocadilho é, sem dúvida, proposital. Este livro é todo dedicado a repensar sua posição.

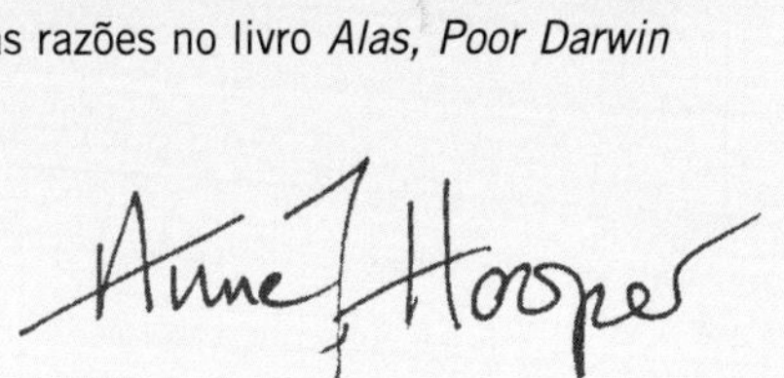

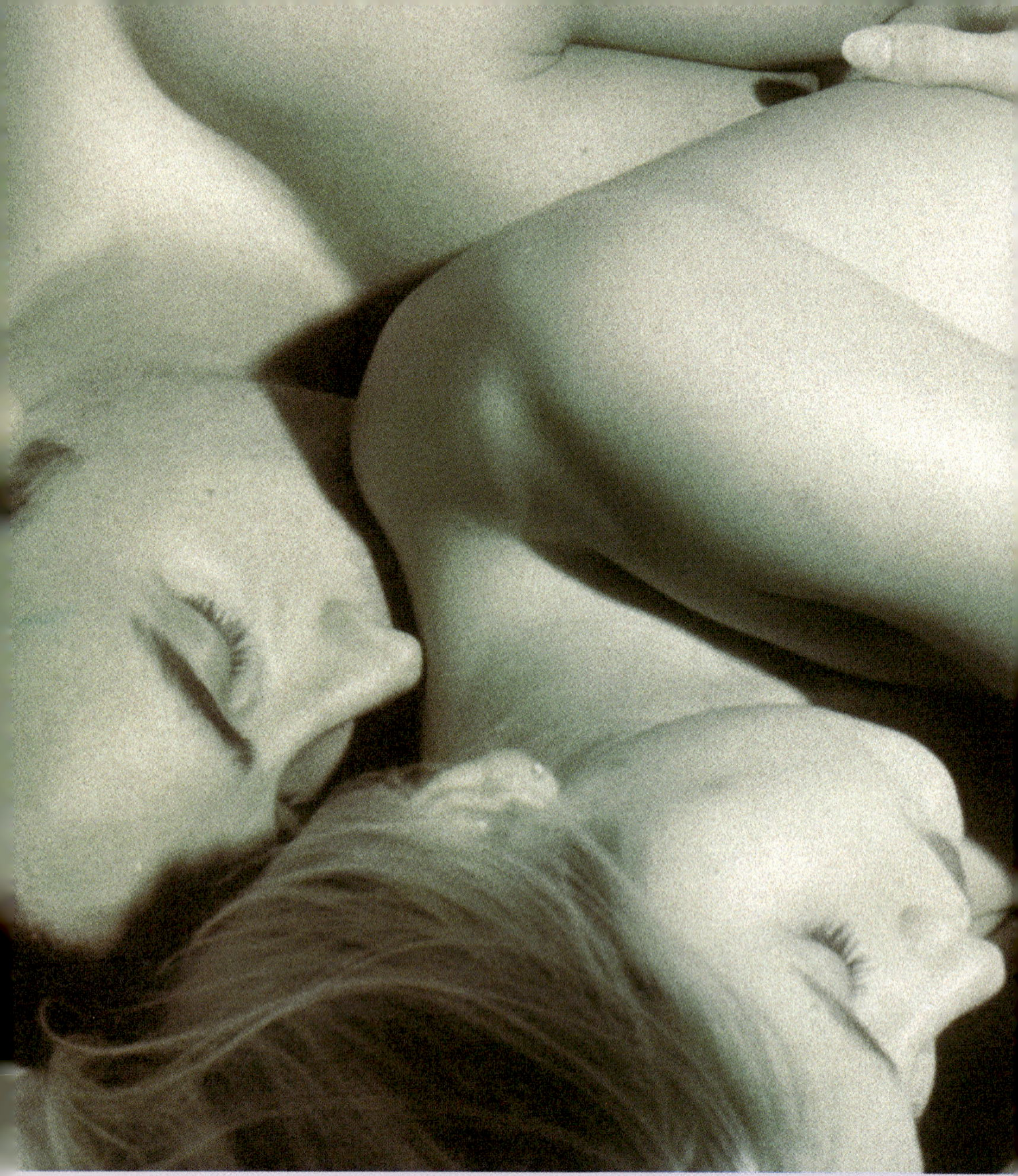

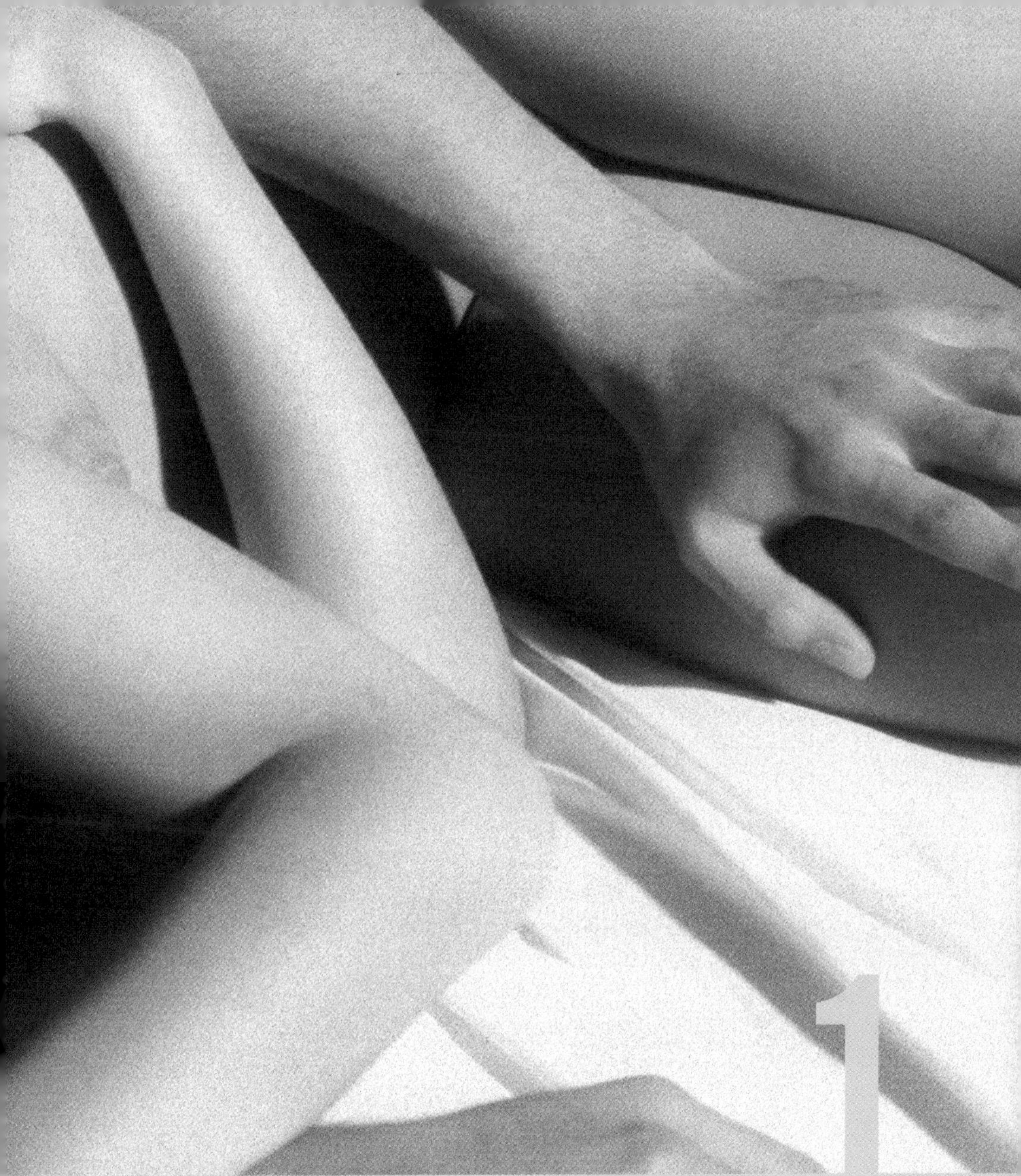

1

Desenvolvendo nossas crenças

De onde vêm nossas concepções sobre o sexo?

O famoso criador da psicologia adleriana, Alfred Adler, acreditava que a personalidade é formada pela nossa experiência dentro do núcleo familiar mais íntimo, depois pelo contexto mais amplo, que inclui parentes e amigos e, por último, pelo mundo exterior. Hoje, poderíamos acrescentar uma quarta dimensão ao desenvolvimento da personalidade, incluindo as influências globais vindas por meio da TV e da internet. Adler acreditava que os seres humanos são motivados por um impulso básico dirigido a conquistar um senso de valor pessoal, uma vez que nossas experiências mais remotas (como bebês) são constituídas de um sentimento de sermos pequenos e fracos em um mundo de gigantes. A partir desse desejo de nos sentirmos fortes, vem a necessidade de acreditarmos que somos realizadores neste mundo e de que as outras pessoas nos vejam desse modo e nos respeitem por isso. É por meio desse processo que começamos a desenvolver um sistema de crenças.

O sexo e os pais

Onde o sexo se encaixa nessa história? Aprendemos não apenas sobre os fatos da vida (e do sexo) com nossos pais, como também observamos o exemplo de afeto, confiança e comunicação que eles nos oferecem. Se nossos pais brigam como loucos, mas depois se trancam no quarto e, na manhã seguinte, ressurgem parecendo felizes, aprendemos que o sexo bom é extremamente recompensador. Portanto, o sexo fortalece.

Se nossos pais são capazes de falar aberta e honestamente sobre sexo conosco quando somos crianças, no momento em que crescermos poderemos nos sentir razoavelmente bem quando, finalmente, tivermos de lidar com isso. É interessante observar que as pesquisas mostram que quando os pais abordam abertamente as questões sexuais com seus filhos, os jovens preferem ter a primeira relação sexual mais tarde, sentem-se mais dispostos a usar contraceptivos e são menos propensos a ter uma gravidez indesejada. Em outras palavras, conhecer o sexo nos faz sentir seguros e confiantes.

Entretanto, se o sexo nunca é discutido e/ou se existe um clima de tensão e conflito entre os pais, rapazes e garotas crescem acreditando que o sexo pode ser muito problemático. Mesmo assim, isso não parece privá-los de manter uma vida sexual, mas significa que eles têm menos conhecimento a respeito do assunto e a respeito da própria sexualidade, além de se tornarem pessoas menos confiantes.

Um exemplo desse último caso ocorreu com jovens mulheres que participaram de seminários sobre sexualidade que organizei durante as décadas de 1970 e 1980. Muitas delas achavam difícil alcançar o orgasmo, em parte por causa de uma séria falta de auto-estima.

Na ausência de informações, e onde houver uma atmosfera tensa em relação ao sexo, somos obrigados a juntar os fatos sozinhos, e o que imaginamos é mais estressante do que aquilo que realmente sabemos.

Em geral, essas mulheres tiveram um pai frio e distante e uma mãe tímida, nervosa e submissa ao péssimo temperamento do marido, um típico exemplo de uma relação estressante e com pouca ou nenhuma informação sexual.

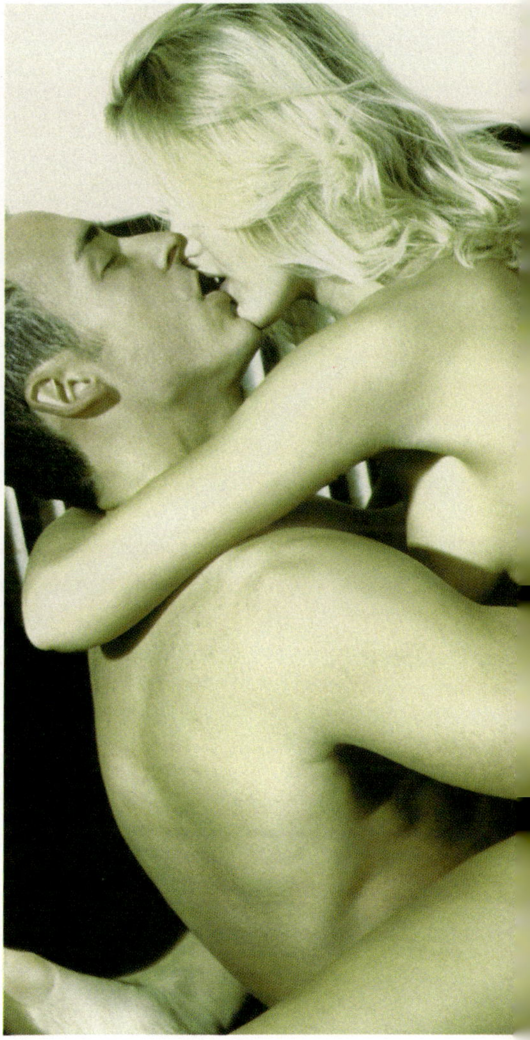

Educação social e sexual

Ao lado da influência dos nossos pais, existe a educação social e sexual. Nas décadas de 1970 e 1980, poucas participantes dos meus grupos terapêuticos haviam sido orientadas a respeito de como:

- Iniciar um relacionamento sexual;
- Descobrir o sexo com seu parceiro;
- Descobrir a origem do orgasmo;
- Aproveitar o fato de possuir um clitóris.

Hoje, rapazes e moças sabem mais sobre comportamento sexual do que os jovens de 25 anos atrás, graças ao aparecimento da orientação sexual na mídia e a certa liberdade para discutir o assunto entre pais e filhos. Ainda assim, muitos adolescentes hoje parecem não saber que, para o sexo funcionar bem, é preciso estabelecer um relacionamento de afeto e de cuidado com o parceiro ou parceira.

O que parece é que muitos jovens conseguem falar com seus colegas, mas poucos procuram os pais. A questão é que aprender qualquer coisa com os amigos tem aspectos positivos e negativos. O aspecto positivo é que os adolescentes têm maior facilidade para dar e para receber informações em um nível que podem se relacionar e compreender; o aspecto negativo é que essas informações podem ser falhas ou tendenciosas e, por isso, podem causar até mesmo problemas emocionais.

Dessa maneira, é possível aprender como fazer sexo ouvindo as idéias de pessoas da mesma idade, mas é muito provável continuar sem saber como desfrutá-lo da melhor maneira.

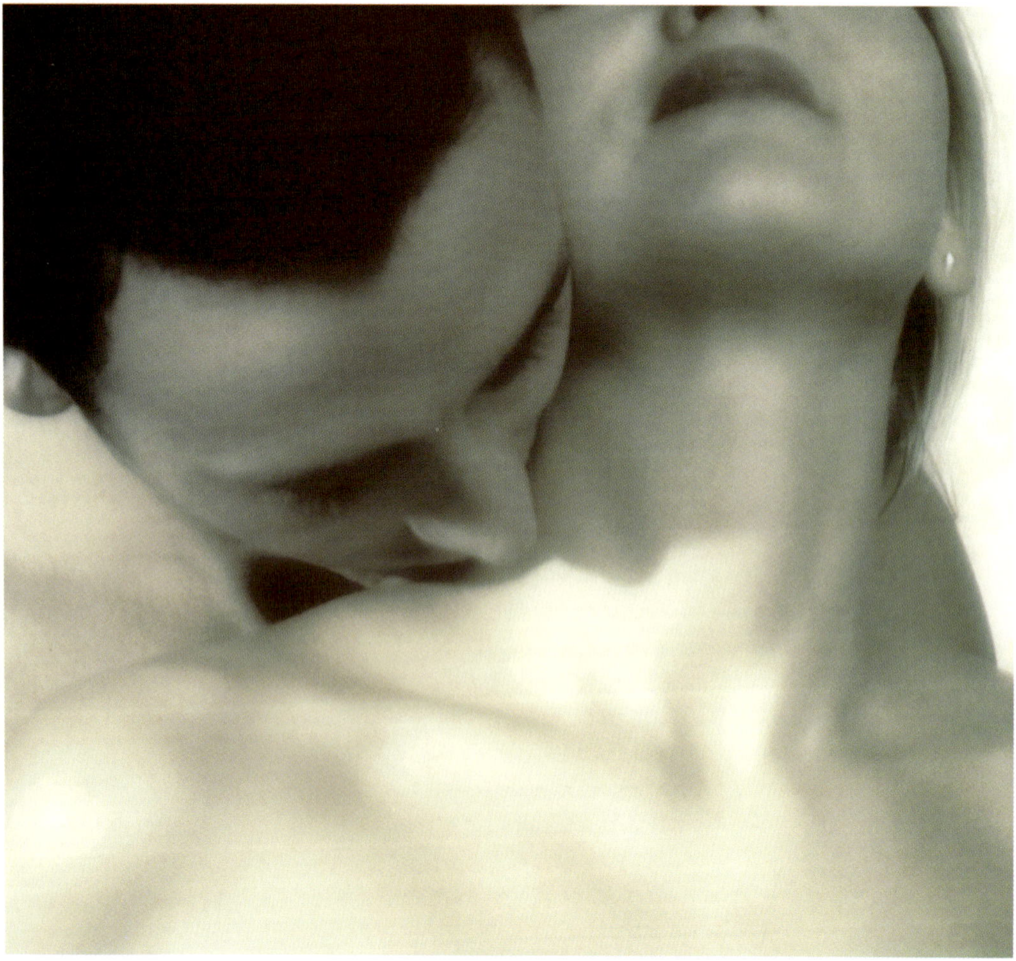

Origens das concepções sexuais

Afinal, quais são essas concepções? Que idéias são essas que adquirimos de nossos pais, da escola e dos nossos colegas? De onde tais concepções se originam de fato? Não me refiro a nenhum livro de onde elas possam ter sido retiradas, nem aos pais ou ao professor que as explicaram. Eu me refiro à verdadeira origem dessas concepções.

A visão do senso comum

A resposta é simples, afirmam os sociobiólogos. O sexo é um instinto humano. Os órgãos genitais estão equipados com um incrível mecanismo de sensações, que virtualmente compelem os indivíduos a explorar e a usar sua inteligência primata superior para encaixar um pênis ereto em uma vagina. O sexo é também um instinto animal. Os homens das cavernas, vivendo ao lado de outras espécies, eram perfeitamente capazes de observar essas outras criaturas acasalarem, de transmitir essa informação visual aos membros da própria espécie e de seguir o exemplo. A experiência sexual da nossa época, portanto, deve ter suas origens nos primórdios da história humana, tendo se desenvolvido a partir daí.

Em termos evolutivos, uma vez que o orgasmo feminino parecia desnecessário, por muitos anos acreditou-se que as mulheres simplesmente não tinham a sensação. Em 1975, alguns médicos ingleses negaram a possibilidade da existência do orgasmo feminino, baseados no fato de que as mulheres não ejaculam; portanto, o orgasmo seria impossível. Agora que está provado, além de qualquer dúvida, que as mulheres realmente sentem prazer, os biólogos e os antropólogos sonham em descobrir quais as razões evolutivas para a existência do orgasmo na mulher.

Uma das explicações é que, no momento do orgasmo, a cérvix (ou seja, a entrada do útero) mergulha e se banha na piscina de sêmen depositado dentro da vagina, de modo que facilite a viagem dos espermatozóides em direção ao óvulo. Conseqüentemente, as mulheres foram equipadas com o orgasmo com o objetivo de perpetuar a espécie. Eu arriscaria um palpite e iria mais longe. Considerando que uma mulher das cavernas pode ter sido submetida às investidas sexuais de muitos machos, é possível que a experiência do orgasmo favorecesse o esperma do homem que mais a excitou. Os filhos dessa mulher seriam justamente do homem com quem ela conseguiu ter as relações sexuais mais ricas.

Porém, não sabemos nada sobre as relações íntimas entre mulheres e homens primitivos. Entretanto, todas as novas pesquisas nos campos da genética e da neurociência parecem nos dizer que esses amantes ancestrais provavelmente não eram muito diferentes de mim e de você. Eles não possuíam muitos conhecimentos, enfrentavam uma terrível luta para sobreviver em um mundo selvagem, mas é provável que o cérebro deles não fosse tão diferente do nosso.

A visão da teoria evolutiva

Charles Darwin, autor de *A Origem do Homem* e a *Seleção Sexual* (Itatiaia, 2004), é provavelmente o teórico mais influente do pensamento sexual dos últimos séculos. Ele formulou pelo menos duas teorias sobre a evolução. A primeira foi a idéia da seleção natural e, a segunda, a concepção da seleção sexual.

SEXO PRIMITIVO

Os cientistas acreditam que o homem primitivo era naturalmente um ejaculador precoce, pois esse mecanismo teria favorecido sua sobrevivência em um mundo implacável, ajudando-o a fazer sexo e a terminar rápido. Se você soubesse que um tigre feroz podia estar à espreita na entrada da sua caverna, não seria uma boa idéia dar-lhe as costas por muito tempo. Por isso, os ejaculadores precoces de hoje, longe de se sentirem envergonhados por sua condição sexual, deveriam se sentir orgulhosos por serem, literalmente, verdadeiros homens.

Entretanto, os homens das cavernas que se tornaram impotentes podem ter sido justamente aqueles que eram estressados, doentes ou velhos. Pode ter sido conveniente para eles serem obrigados a interromper a atividade sexual, a despeito da própria opinião sobre o assunto; também pode ter sido conveniente para suas parceiras já velhas; e pode ter sido conveniente para a qualidade do esperma, garantindo que um sêmen inferior não produzisse filhos inferiores; trata-se aqui da transmissão de genes.

Os genes compulsivos A teoria da seleção natural afirma que o cérebro humano e, portanto, o ser humano, evoluiu graças à sobrevivência do mais adaptado. Em outras palavras, se você foi capaz de sobreviver relativamente bem e por tempo suficiente para procriar tanto quanto possível, seus filhos terão maior probabilidade de sobreviver e continuar a transmitir seus genes. Dessa maneira, sua linhagem sobrevive graças à sua constante e máxima capacidade de se adaptar e de enfrentar as circunstâncias extremamente difíceis nas quais você nasceu.

Os homens e as mulheres menos capazes de resistir têm maior probabilidade de ser abatidos por uma queda de árvore, de ser comidos por um predador ou, pior ainda, de ser rebaixados a uma posição inferior na sociedade e, dessa maneira, terão menores chances de conseguir um parceiro ou parceira. Com isso, provavelmente, no mundo de hoje existem poucos descendentes dos menos capazes que ainda estejam vivos.

O problema com a teoria da seleção natural é que ela não explica diferenças muito importantes entre o homem e os demais primatas. Chimpanzés, gorilas e outros grandes macacos também sobreviveram e compartilham 98% do seu DNA conosco, seus primos. Porém, eles não deram o grande salto, momento em que seu cérebro aumentaria e eles desenvolveriam a habilidade de falar. (Talvez, eles estejam passando por esse processo agora, mas apenas com nossa ajuda, pois não conseguiram fazer isso sozinhos.)

Além disso, desenvolvemos a arte. De um ponto de vista estritamente biológico, a arte pode parecer inútil, um caminho lateral sem saída se visto da perspectiva da sobrevivência. Uma explicação biológica afirmava que, pela capacidade do nosso cérebro de aprender coisas novas, todo o resto era considerado meramente "decorativo". Contudo, hoje, novas idéias sobre sexualidade e criatividade chegam subitamente às manchetes. Eu cito aqui o psicólogo evolutivo americano Geoffrey Miller que, em seu livro *A Mente Seletiva: Como a Escolha Sexual Influenciou a Evolução da Natureza Humana* (Campus, 2001), apresenta fortes argumentos em favor do segundo tipo de seleção apresentada por Darwin: a "seleção sexual".

Seleção sexual Não é o que você talvez esteja pensando. Aqui nesse tipo de seleção não significa que homens e mulheres escolhem os parceiros que mais os atraem e, desse modo, passem adiante os melhores genes sexuais de sua linhagem. É bem mais que isso. A seleção sexual oferece uma explicação do motivo pelo qual os seres humanos escrevem, pintam, pensam, contam histórias e tomam atitudes que podem interessar e intrigar os outros. Isso pode estar ligado aos círculos sexuais em que estamos inseridos aqui e agora. Com certeza, ela se propõe a explicar por que limitamos nossas escolhas a um parceiro ou parceira, em vez de muitos ou, pelo menos, aparentamos fazer isso. Ela pode estar por trás das nossas crenças de que devemos fazer sexo de determinada maneira, em determinado lugar, com ou sem roupas, de um jeito "bom" ou "ruim". Considerando que essas crenças podem ser as responsáveis por minar nossos instintos sobre o sexo, vale a pena conhecer suas origens.

A seleção sexual por meio da escolha de um parceiro é uma teoria importante porque, defende Miller, ela não apenas explica a exibição física dos machos, como, por exemplo, o pavão durante a estação de acasalamento, com suas plumagens decoradas ou qualquer outro tipo de ornamento, incluindo a aparência, o humor ou a sedução, mas também ajuda a compreender como e por que nosso cérebro aumentou de tamanho de modo tão extraordinário que nos distinguiu completamente das outras espécies.

"Antes do desenvolvimento da linguagem, nossos ancestrais não eram capazes de entender com facilidade os pensamentos uns dos outros, mas, com o surgimento da fala, o próprio pensamento tornou-se o objeto da seleção sexual", disse Miller. A seleção sexual pode realmente ter sido responsável pelo desenvolvimento da linguagem. Para Geoffrey Miller, existe um mecanismo de feedback positivo na mente humana, determinado pelos impulsos sensuais mais poderosos. Em outras palavras, a preferência sexual reforça o desenvolvimento da linguagem que, por sua vez, reforça a preferência sexual.

POR QUE O PAVÃO MOSTRA SUA CAUDA

O psicólogo evolutivo americano Geoffrey Miller explica a sua tese tomando como exemplo o pavão e descrevendo as razões para essa ave ter desenvolvido sua cauda maravilhosa. Do ponto de vista da sobrevivência dos mais adaptados, esse enorme acessório pode muito bem ser entendido como uma desvantagem evolutiva, já que pode ser bastante difícil para esse animal escapar de um predador. Considerando que os pavões sobreviveram até nossos dias, deve haver alguma vantagem para a existência de uma ornamentação tão excepcional e exótica. A teoria de Miller é que a bela cauda se desenvolveu ao longo dos tempos porque as fêmeas gostavam dela e, por isso, favoreciam os machos que mostravam a magnífica plumagem, em detrimento daqueles que possuíam caudas menos atraentes. Darwin descreveu dessa maneira o que chamou de seleção sexual por meio da escolha do parceiro.

Se uma fêmea primata humana continuamente escolhe um macho cujos grunhidos e berros são mais interessantes para ela, ao longo dos séculos esses grunhidos e berros se transformam em linguagem.

Além disso, o macho que faz a corte mais versátil tem maior probabilidade de possuir melhor saúde, inteligência e adaptação, todas elas vantagens evolutivas. O humor, hoje considerado nos testes psicológicos como uma característica altamente desejável em um parceiro, teria evoluído a partir do momento em que esse aspecto da personalidade acrescentou uma vantagem à linguagem comum das pessoas. A parceira ou o parceiro bem-humorado teria primazia em relação aos pretendentes menos agradáveis.

A teoria de Miller é veementemente combatida por alguns cientistas, em especial pelos sociobiólogos americanos Steven e Hilary Rose. Para eles, essa teoria é muito generalista, além de apresentar muitas suposições sem conclusões concretas. Porém, Geoffrey Miller apresenta uma questão interessante ao afirmar que, por milhares de anos, os primeiros hominídeos permaneceram perfeitamente bem sem desenvolver um cérebro altamente sofisticado como o nosso. O cérebro dos nossos ancestrais somente triplicou seu tamanho entre 2,5 milhões e 100 mil anos atrás. Se apenas a seleção natural estivesse determinando o nosso desenvolvimento, acredita ele, não teríamos precisado de nada excepcional.

A seleção natural é importante para a nossa sobrevivência como hominídeos. Entretanto, é preciso algo a mais para explicar o salto repentino no tamanho do nosso cérebro. Para Miller, a seleção sexual é essa explicação. De acordo com o psicólogo, a "seleção sexual por meio da escolha de um parceiro é um processo inconstante, imprevisível e diversificado. Ela faz com que espécies praticamente idênticas desenvolvam ornamentos sexuais radicalmente diferentes. O processo jamais ocorre duas vezes do mesmo modo. A seleção sexual conduz a uma evolução divergente em vez de convergente". Segundo essa teoria, a seleção sexual, em primeiro lugar, é a responsável pelo crescimento do cérebro e, depois, responde pelos desenvolvimentos subseqüentes da criatividade e da imaginação, pois foi somente há 100 mil anos que a humanidade deu início à civilização.

Há outra razão para que a teoria da diversidade sexual por meio da seleção de um parceiro tenha encontrado resistência. É que ela atribui à mulher o poder de moldar o homem, e não o contrário. Pelo menos é o que ela faz quando essa idéia é aplicada aos animais. No caso dos seres humanos, parece existir uma grande probabilidade de a seleção sexual ser um processo de duas mãos.

Bem, como a teoria da seleção sexual afeta a experiência do pênis na vagina atualmente? Com certeza, ela evoluiu, ou será que o coito heterossexual sempre consistiu na introdução do pênis na vagina, salvo pequenas variações? Com isso, retornamos ao ponto inicial deste tema. Talvez as restrições que temos hoje em relação ao sexo, todas aquelas "crenças" sobre as maneiras certas e erradas de transar e de sentir orgasmo sejam formas de um teste evolutivo. Se aplicarmos a teoria da seleção sexual em nossa vida íntima, existe a chance de estarmos descartando os parceiros que se mostram inadequados à evolução da nossa linhagem.

Evidentemente, em nosso tempo não existem muitas garantias de que uma parceira ou um parceiro que inspire confiança e com quem você mantenha uma boa e aberta vida sexual será também uma mãe ou um pai adequado por um longo período. Porém, pelo menos existe a chance de transmitir os atrativos dela ou dele aos filhos.

Se você não se sente à vontade nem confiante com um parceiro ou parceira na cama, a probabilidade é que os mesmos sentimentos se repetirão em outras áreas do relacionamento. Seria essa a pessoa que desejamos para ser mãe ou pai dos nossos filhos? A resposta é: provavelmente não.

Influências da civilização Então, as restrições sexuais, e até os nossos problemas com o sexo, podem ser testes evolutivos. Se você souber a resposta certa para essas questões (quer dizer, se conseguir resolver os problemas e superar as dificuldades de relacionamento), passará no teste. Se fracassar, sua linhagem estará condenada. Esse pode ser um poderoso método para descartar os parceiros errados.

O sexo é um impulso extraordinariamente forte. Hoje, um dos temores que os seres humanos têm, de romper certas inibições ou proibições sexuais, é que, na ausência dessas influências restritivas modernas, "as pessoas enlouqueçam e virem animais selvagens". Considerando que, pelos padrões da evolução, estamos somente no segundo estágio do desenvolvimento evolutivo, deve haver algum fundo de verdade em tais temores. Quem garante que, afrouxadas as rédeas, não nos transformaremos em nossos instintivos ancestrais, em vez de realizarmos nosso pensamento contemporâneo? Isso parece ser verdade quando se trata da violência. Nosso comportamento em uma multidão, por exemplo, com freqüência ultrapassa a inibição normal, de modo que agimos sem controle, fora dos padrões. Um jogo de futebol ou um show de rock são ótimos exemplos disso. Entretanto, nem todo comportamento "primitivo" é "ruim". Exuberância, entusiasmo, expressão sexual podem ser considerados "bons". O fato de que essas práticas sejam expressas de maneiras nem sempre consideradas "civilizadas" não desqualifica necessariamente tais manifestações.

Muitos terapeutas sexuais gostariam de ver em seus pacientes um pouco mais da exuberância do tempo das cavernas e muito menos das influências restritivas da assim chamada civilização. Enquanto, de um lado, o homem primitivo pode não ter se preocupado com o orgasmo da sua parceira, por outro lado ele pode muito bem ter possuído uma força duradoura e bastante inteligência para prolongar as sensações prazerosas ao fazer amor. Com esse desejo, esse homem ancestral deve ter mantido relações bastante longas e vigorosas para sua parceira alcançar o clímax. Naturalmente, isso é pura especulação. Não temos absolutamente nenhuma idéia de como nossos antigos ancestrais faziam sexo.

O certo é que, se a seleção sexual por meio da escolha do parceiro é responsável pelo tipo de sexo que temos hoje, nós, seres humanos, ainda não selecionamos parceiros de acordo com sua habilidade de proporcionar um intenso e garantido prazer sexual!

Essa é uma maneira de dizer que o prazer que encontramos na cama hoje está situado entre o antigo e o novo prazer. Em vez de apenas aproveitarmos o que a relação nos oferece, escrevemos uma canção sobre ela e depois dançamos ouvindo sua melodia. Em vez de escolhermos outra parceira ou parceiro sexual mais satisfatório, muitas vezes permanecemos com a pessoa que temos ao nosso lado. Em vez de aceitarmos que alguns homens e mulheres preferem ter múltiplos parceiros, nós nos convencemos ferozmente de que a posse de outra pessoa é tudo.

O ciúme, um sentimento instintivo muito forte, leva-nos a querer manter o que (ou quem) consideramos nossa propriedade, muito embora, ao mesmo tempo, o desejo sexual inato nos leve a pensar que seria ótimo fazer amor com Brad Pitt, Pamela Anderson, Jennifer Aniston ou George Clooney. Em vez de tirarmos as roupas uns dos outros no meio da rua e copularmos na hora em que desejarmos, reprimimos nossos sentimentos e os levamos para casa onde, somente horas depois, podemos fazer alguma coisa com eles, mas acabamos descobrindo (mas que falta de sorte!) que o momento e a excitação já passaram.

Vale lembrar que ainda estamos em pleno processo de evolução. Aliás, sempre estaremos em um processo evolutivo; por isso as incertezas, a necessidade de nos sentirmos seguros quando, na realidade, jamais poderemos ser completamente seguros. Esses são alguns dos conflitos existentes entre o nosso lado primitivo e o nosso lado sofisticado. Para tornar a vida ainda mais interessante, devo dizer que a "seleção sexual" não é a única teoria que afeta o que pensamos sobre o sexo. Existe uma teoria mais recente que nos possibilita ver as coisas de outra perspectiva.

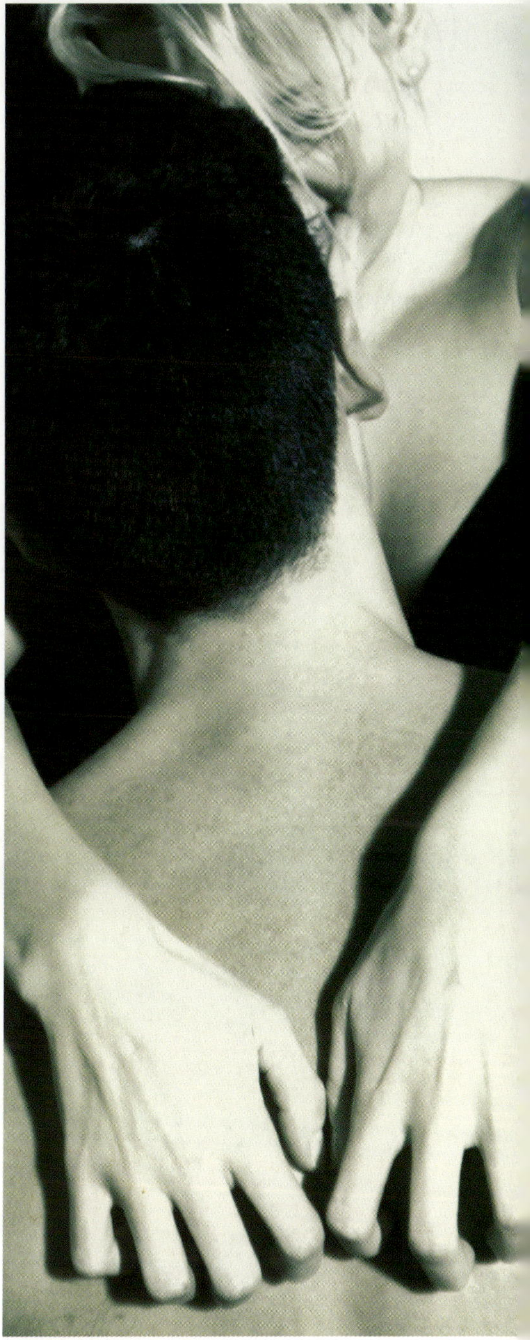

Os memes, a arte de imitar

Uma das raras características que os seres humanos compartilham apenas com outras poucas criaturas é a habilidade de imitar. Macacos, golfinhos, certos tipos de baleia, alguns pássaros e ratos também conseguem imitar outros animais e, por isso, são consideradas as espécies mais inteligentes deste planeta, depois de nós.

Quando você imita é porque algo foi passado adiante. Pode ser uma idéia, uma história, um tipo de comportamento, o modo como movimenta seus braços quando está entusiasmado etc. Qualquer coisa que tenha sido imitada recebe o nome de "meme". Richard Dawkins, autor de *O Gene Egoísta* (Itatiaia/Edusp, 1989), criou o termo em 1976, mas a psicóloga britânica Susan Blackmore estudou a idéia dos memes durante um longo período de recuperação de uma doença que teve, e o resultado foi o fascinante livro *The Meme Machine* [A Máquina Memética].

Os capítulos dessa obra que tratam de memes e sexo são particularmente relevantes. A autora começa afirmando que sexo, poder e alimento são questões evolutivas importantes, e uma das razões de haver tantos livros sobre sexo (e comida) é que ainda somos dominados por esses impulsos primitivos. O cérebro que possuímos hoje evoluiu para se concentrar especificamente nesses interesses vitais. Além disso, histórias, informações, filmes e fotografias – qualquer coisa que aperte o botão do sexo – também são memes, pois tudo isso são métodos de repetir, transmitir e reproduzir informações.

Um tipo de "vírus das idéias". Entretanto, Susan Blackmore vai mais além ao propor que o comportamento sexual moderno é motivado pela imitação. Muitas imitações, ou memes, são transmitidas de pais para filhos; por exemplo: como comer educadamente e como passar a manteiga no pão. As crianças também aprendem a linguagem com seus pais e, ao fazê-lo, dependem totalmente do poder da imitação. O que precisamos compreender aqui é que não apenas a informação é transmitida, mas também o ato de imitar. Para a pesquisadora, o meme é um tipo de "vírus das idéias", cuja missão é sobreviver, do mesmo modo como o material genético também busca sobreviver. Uma imitação bem-sucedida é uma idéia que sobreviveu de uma forma ou de outra, desde o aparecimento dos hominídeos inteligentes.

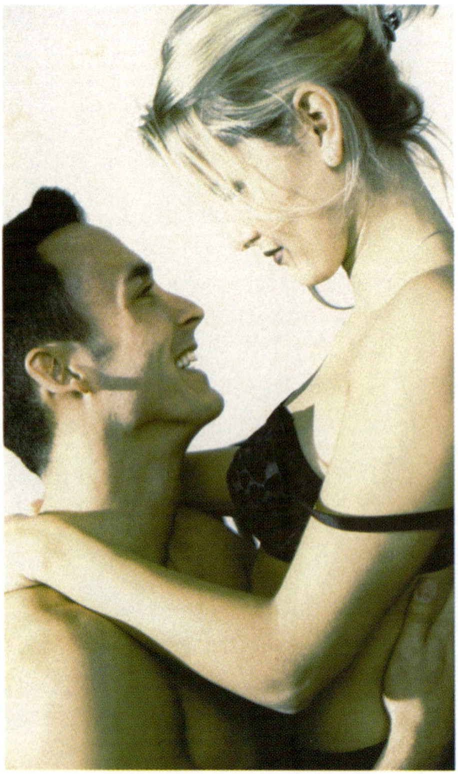

Porém... e este é um grande porém... como qualquer outra informação, a idéia se transforma ao ser transmitida de uma pessoa para outra. Todos nós já brincamos de "telefone sem fio", um jogo em que cada participante sussurra determinada informação ou palavra no ouvido do próximo jogador; ao chegar ao último participante, muitas vezes verificamos que a informação final é bem diferente da mensagem inicial.

De acordo com a psicóloga Susan, existem três métodos principais de transmitir memes. O primeiro é a "transmissão vertical", na qual a informação é passada sistematicamente de pais para filhos. O segundo método é a "transmissão horizontal", que ocorre entre colegas ou semelhantes; por exemplo: o tipo de informação sexual que circula entre os jovens, como vimos anteriormente. Por fim, o terceiro método é a "transmissão oblíqua", que se dá entre tios e sobrinhos ou entre primos.

O meme sexual "vertical" Este tipo de transmissão é importante porque, neste primeiro meme, as idéias estão de mãos dadas com o material genético. Em outras palavras, continuaremos a aprender e a nos adaptar do mesmo modo como nossa família sempre fez, geração após geração. Se aplicarmos essa idéia ao sexo, é possível que, por exemplo, continuemos a acreditar que o sexo deve ser reservado apenas ao nosso cônjuge, que não devemos manter experiências sexuais antes do casamento, que o sexo deve ser feito na privacidade da cama conjugal, provavelmente nos fins de semana quando não estamos cansados, e que o sexo é apenas um simples aspecto da vida familiar. Considerando que esse é um estilo de vida aceito pela família até o presente, o indivíduo que fizer sexo dessa maneira enfrentará bem poucos conflitos em suas relações.

O meme sexual "horizontal" Quando os memes são transmitidos horizontalmente (por exemplo, entre amigos na escola ou entre colegas de trabalho), as idéias poderão ser diferentes das concepções que acolhemos da família; por isso, as novas noções que recebemos, embora possam ser estimulantes, também entrarão em conflito não apenas com os valores familiares, mas até mesmo com nosso senso mais íntimo sobre o que é seguro e o que não é.

Um exemplo extremo desse tipo de situação é um rapaz vindo de uma família tradicional que é convidado para uma festa de sexo grupal. Ele até pode querer participar e ficar empolgado com a idéia, mas talvez ele não se sinta à vontade e seja obrigado a beber muito para entrar na roda. Seus novos memes, ou seja, suas novas referências estarão em conflito com as velhas. A partir daí, o que será transmitido para a próxima geração, os novos ou os velhos memes? Assim, as próprias idéias estão em conflito. Qual será a referência que irá prevalecer?

A psicóloga americana Susan Blackmore acredita que, na sociedade moderna, em que os memes podem ser transmitidos muito rapidamente pela mídia ou pela internet, nosso modo de vida também se transforma muito velozmente. O sucesso de uma idéia, hoje, depende da velocidade da sua transmissão. No futuro, portanto, o versátil veloz será predominante em relação ao constante lento e certo.

O meme sexual "oblíquo" Similar ao "vertical", este tipo de transmissão se dá entre familiares; porém, verifica-se, nesse caso, um maior potencial para a circulação de novas idéias sexuais ocorrerem entre indivíduos da mesma idade, como os primos. Além disso, à medida que a família se dispersa cada vez mais, é possível que as concepções familiares sobre o sexo sejam ampliadas.

Memes e casamento Muitos memes estão relacionados à sobrevivência da linhagem familiar, ou seja, manter a herança genética da família pura. Mas muitas idéias em relação ao casamento, como as terríveis punições para o adultério ou a noção de que a monogamia é melhor do que qualquer outro tipo de união, hoje em dia estão iniciando um processo de desuso.

Memes e intimidade Quais são as relações entre memes ou imitações e a intimidade no sexo? A intimidade sexual contribui para o compartilhamento de idéias. Entretanto, o que interessa aqui é a relação entre histórias, concepções e contextos que se desenrolam como uma preliminar para o ato sexual, e que pode ter chegado até nós por meio de colegas, e não de nossos pais. Talvez ainda não estejamos totalmente à vontade com esse tipo de coisa, mas é quase certo que os jogos sexuais vieram para ficar.

Muitas pessoas oferecem grande resistência à idéia de novas práticas sexuais, sentindo que estão além da sua capacidade. Isso não significa que elas não estejam interessadas.

O sexo é um poderoso gatilho; muitos desejam saber mais a respeito. Uma das maneiras de lidar com um referencial consiste em inventar nosso próprio referencial. Se os sistemas sexuais estão disponíveis para qualquer um, se tudo vale de verdade, o mundo deveria ser capaz de enfrentar o que oferecemos também. Evidentemente, sempre haverá aqueles que duvidam e que condenam. Porém, em vez de envergonhados, podemos nos sentir confiantes em relação às nossas próprias concepções. Bill Clinton, ex-presidente dos Estados Unidos, diante da tremenda desaprovação pública que sofreu, conseguiu lidar com uma situação difícil. Precisamos desenvolver bastante autoconfiança para acreditar em nós mesmos. O problema não são os outros. Nós somos o problema.

Poucas pessoas realmente observam outras fazendo sexo. Não é costume no Ocidente vermos os pais transarem. Isso quer dizer que não temos um exemplo prático para seguir. Do ponto de vista da evolução dos memes, isso significa que nosso referencial para fazer sexo é incompleto. Quando finalmente conseguimos transar, agimos de acordo com o que ouvimos ou lemos sobre o ato sexual, ou talvez com o que vimos em fotografias ou em filmes, mas, evidentemente, sem saber nada sobre os sentimentos que uma relação sexual envolve.

Portanto, levamos para a nossa primeira experiência com o sexo uma combinação de idéias incompletas mais o nosso instinto. Assim, o modo como nos relacionamos com outra pessoa e o nível de intimidade que atingimos são coisas que temos de fazer por nós mesmos.

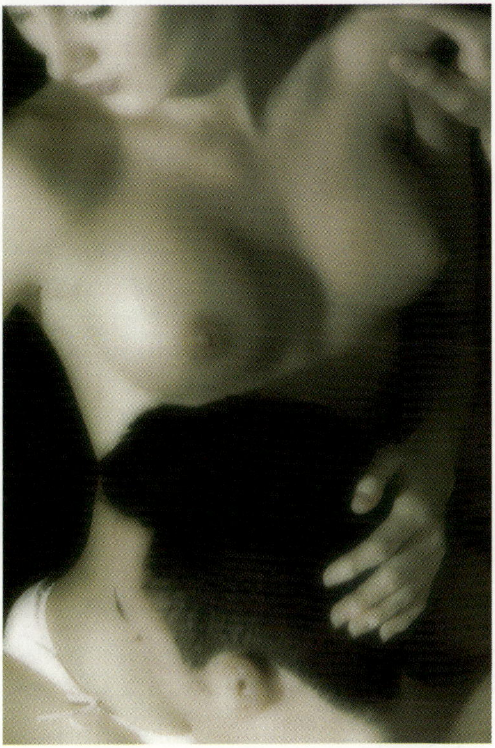

Literalmente, inventamos nossa experiência sexual, embora baseados em teorias que recebemos de nossos pais e de nossa cultura. Algumas pessoas lidam com a situação com maestria, outras, com tranqüilidade para ter algum prazer e algumas metem os pés pelas mãos. Então, considerando que realmente inventamos parte da nossa experiência sexual, acredito que podemos reinventá-la também. Ou podemos ampliar essa invenção, aumentando seus parâmetros. Trata-se da NOSSA experiência, não da de outra pessoa. Portanto, se quisermos mudá-la, poderemos fazê-lo.

A POLIANDRIA FRATERNAL

A psicóloga americana Susan Blackmore escreve sobre uma comunidade que vive nas montanhas do Himalaia e pratica a poliandria fraternal, ou seja, uma mulher se une a dois ou mais homens da mesma família, que, em geral, são irmãos que herdam a terra dos pais. Estudos mostram que o sistema dessa comunidade, de fato, otimiza sua adaptação genética. As avós com filhas poliândricas tiveram mais descendentes sobreviventes do que aquelas com filhas monogâmicas. A sobrevivência está na base desse sistema, passado de geração para geração (vertical). Infelizmente, porém, esse costume está em processo de desaparecimento. À medida que essas vilas remotas entram em contato com o resto da civilização, as idéias de trabalho e casamento mudam. Esse é o poder da transmissão horizontal.

Novas pesquisas sobre o cérebro

Outra área que oferece concepções atualizadas sobre nossos modos de viver é a pesquisa sobre o cérebro. Compreender como o cérebro humano funciona contribui para uma nova forma de pensar sobre o sexo. Os neurocientistas acreditam que, no lado esquerdo do cérebro, há uma região que tem sido chamada de "intérprete". Já o lado direito é um tipo de cérebro automático, que responde a estímulos de modo instintivo. Os instintos podem ter se originado no estágio evolutivo anterior à consciência, quando reagíamos automaticamente a certos estímulos.

Vejamos um exemplo de como o cérebro direito responde aos estímulos sexuais: quando um homem vê uma mulher bonita de longas pernas usando uma saia curta, em geral ele não consegue evitar que sua reação instintiva se manifeste ou, no mínimo, ele se vira para apreciá-la.

Presos à posição papai-e-mamãe

O intérprete em nosso cérebro esquerdo, graças a uma grande atividade neural, permite que experiências como o prazer ou a dor sejam transformadas em crenças que determinam, por exemplo, que a posição papai-e-mamãe é uma das formas mais prazerosas de fazer sexo.

Fatores que terão sido absorvidos e inconscientemente avaliados pelo intérprete no cérebro esquerdo incluem: a intimidade da sexualidade frontal por inteiro; o fácil acesso às zonas erógenas de cada amante, sobretudo o clitóris; a proximidade dos lábios sensualmente colados aos do parceiro ou parceira. Nos primeiros meses de um relacionamento, a posição papai-e-mamãe será levada à perfeição, de modo que propicie todo o prazer e satisfação da melhor forma possível.

Em seguida, essa rotina sexual passará do lado esquerdo do cérebro, em que a posição papai-e-mamãe foi elaborada e interpretada, para o lado direito, no qual esse tipo de sexo é armazenado como "estabelecido". A partir de então, o modo como você faz sexo será virtualmente automático. Inconscientemente, você transará na posição papai-e-mamãe. Tornar-se-á instintivo. Terá sido estabelecido no lado direito de seu cérebro como o seu padrão sexual.

Ao ler essas informações, talvez você se sinta indignado ou indignada. "É claro que eu faço sexo de várias maneiras", pensará com irritação.

A ciência do cérebro poderia nos levar a pensar que todas as escolhas são limitadas pela premissa de que quaisquer pensamentos e crenças que temos são baseados nos primeiros disparos dos neurônios primitivos. Falamos aqui dos sinais da atividade cerebral que nossos mais remotos antepassados experimentaram quando transaram com toda a tribo, ou quando se masturbaram sentados no alto de uma árvore. Muitas pessoas detestam essa analogia, rejeitando-a ferozmente. Contudo, se você se permitir observá-la, ela poderá ser bastante útil.

Bem lá no fundo, existe um animal dentro de nós, ainda que um animal extremamente brilhante. Por que deveríamos ficar magoados ao entrar em contato com esse animal? Os níveis mais civilizados do cérebro não irão permitir que você perca o controle.

Como o sexo funciona no cérebro

Pode ser mais seguro entrar em contato com o "animal dentro de nós" se conhecermos um pouco mais sobre o modo como os centros sexuais do cérebro funcionam. Uma explicação incrivelmente simples seria dizer que pequenas células cinzentas enviam mensageiros químicos chamados hormônios para outras células. Se virmos uma pessoa que nos atrai, nosso cérebro dispara substâncias químicas que nos colocam no modo sexual; assim, se você for mulher, ficará lubrificada e terá uma miniereção do clitóris; se for homem, obterá uma ereção peniana.

Entretanto, o cérebro é bem mais complicado que isso. Alguns pesquisadores começam a

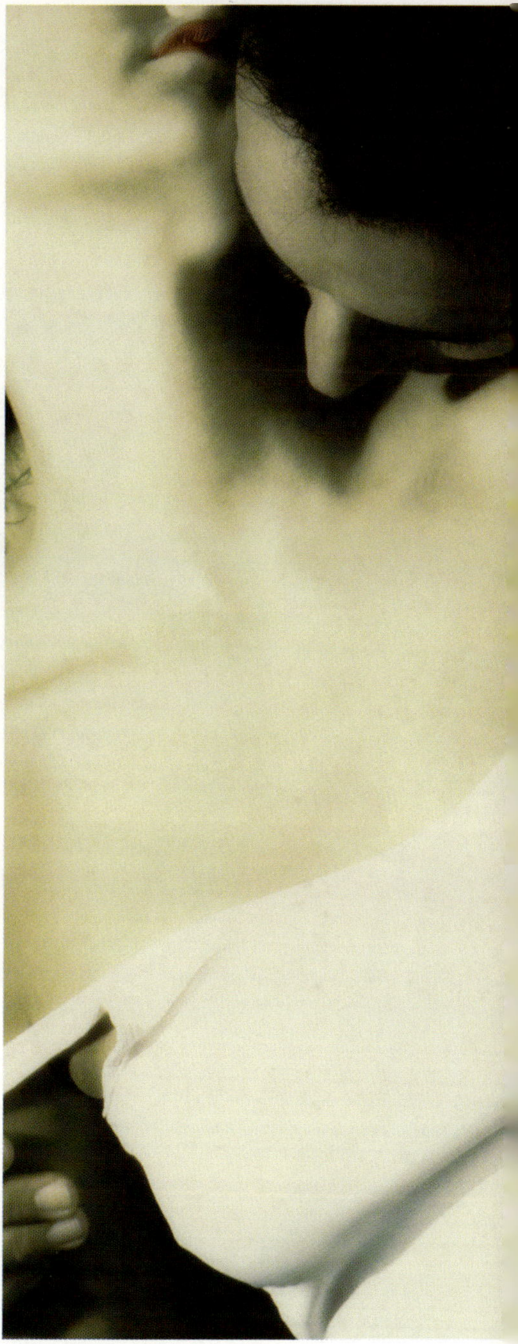

INIBIÇÃO EXAGERADA

Um desequilíbrio nos centros de inibição e excitação pode causar alguns problemas, como o viúvo que não consegue fazer amor com sua nova parceira porque acredita que, assim, estaria sendo infiel à falecida esposa. Seus sentimentos são a causa de sua inibição. Outro caso é a mãe que não consegue relaxar na cama porque teme que seu filho pequeno entre no quarto. Evidentemente, ela tem uma razão concreta para se sentir inibida.

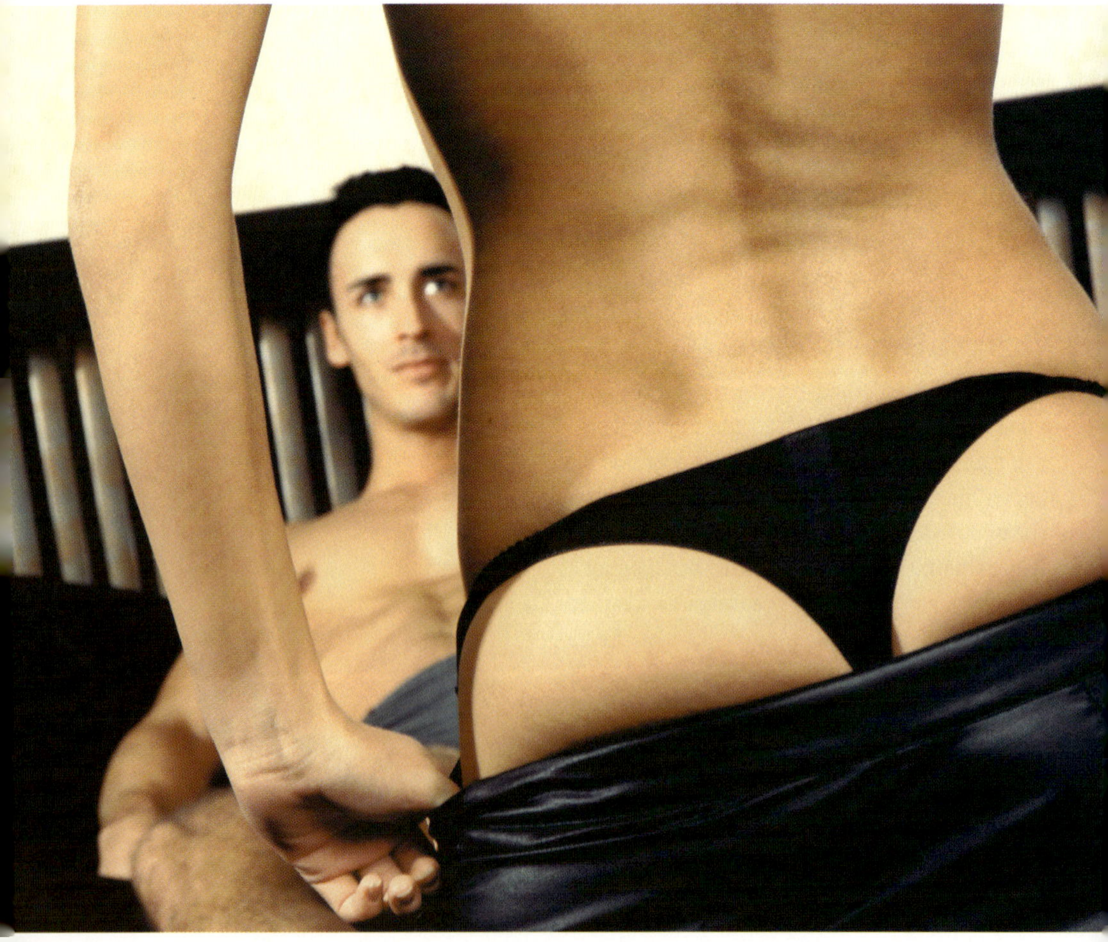

acreditar que o cérebro contém pelo menos dois centros, talvez três, que regulam as sensações sexuais. O primeiro centro é um "ativador", uma região que dá origem à libido e à excitação sexual. O segundo centro é um "inibidor", uma área que reprime o estímulo libidinoso. Os dois trabalham em cooperação para propiciar um comportamento sexual equilibrado. O inibidor evita que nos tornemos visivelmente excitados em momentos inoportunos. O terceiro centro também é um "inibidor", embora os cientistas ainda não tenham evidências suficientes para comprová-lo. Por enquanto, os pesquisadores presumem que esta última região cerebral explicaria por que algumas pessoas experimentam uma espécie de paralisia total das sensações sexuais.

O equilíbrio entre excitação e inibição A relação entre excitação e inibição pode entrar em desequilíbrio. O ex-presidente americano Bill Clinton é exemplo de um homem que sofreu de excitação demasiada e de inibição insuficiente. Por isso, ele teve um comportamento sexual considerado inaceitável pela sociedade dos EUA. É muito provável que os centros sexuais do cérebro de Clinton tenham dirigido esse tipo de atitude mais do que a sua consciência.

Para algumas mulheres que participaram dos meus grupos de terapia sexual, ficar excitada era uma coisa tão difícil que elas não conseguiam alcançar o clímax com seus parceiros, mesmo quando desejavam. Provavelmente, essas mulheres sofriam de uma inibição hiperativa. Mesmo assim, provamos no grupo que se você se esforçar para superar a inibição, o desejo sexual realmente pode ter uma oportunidade de se mostrar. Nas décadas de 1970 e 1980, utilizamos métodos terapêuticos que incluíam aumentar a autoconfiança, ler materiais sexualmente estimulantes e até assistir a filmes eróticos. Hoje, existem medicamentos que regulam esses dois centros cerebrais, agindo muito mais rapidamente. O Viagra ajuda os homens a obter ereções, embora não possa dar-lhes o desejo, enquanto a fentolamina pode diminuir a inibição. Entretanto, nenhuma droga é adequada para todas as pessoas. Os beta-bloqueadores reduzem os níveis de ansiedade e prolongam a resposta sexual. Além disso, a terapia sexual pode aumentar os níveis de excitação, ao mesmo tempo em que diminui a ansiedade, freando a inibição.

O estado de espírito também afeta a resposta sexual, incluindo ansiedade, medo, raiva e depressão. Vamos tratar deste tema a seguir.

Conclusão

Nosso pensamento sobre o sexo encontra-se agora em plena revolução. Se a teoria dos memes estiver correta, as imitações se espalharam de tal forma que, de fato, estão demolindo padrões estabelecidos, ao mesmo tempo em que outros padrões sexuais surgem. Essa situação pode ser tão estimulante quanto assustadora. Saberemos como julgar alguma coisa? O que poderemos considerar como um bom relacionamento sexual? Pensando bem, será que isso tem alguma importância? Afinal de contas, seja lá o que você preferir pensar a esse respeito, as relações heterossexuais ainda consistem em colocar o pênis dentro da vagina, não é?

Aperfeiçoando as atitudes mentais

A história da Lua, que aparece a seguir, é uma parábola do nosso tempo. Seu propósito também é ser uma piada, óbvio, mas há um aspecto da história que é muito importante. Cada pessoa, sozinha, é a única capaz de viver a própria experiência; ninguém pode fazer isso por outra pessoa. Cada um de nós encontra na vida acontecimentos e situações particulares que afetam o modo como vivemos, pois essas experiências modificam a constituição do cérebro. Se fomos molestados ou estuprados na adolescência, não nos sentiremos da mesma maneira, em nossa vida sexual posterior, como os rapazes e as moças que escolheram as circunstâncias e o momento certo para desfrutar, pela primeira vez, de uma sexualidade prazerosa e segura. As atitudes mentais em relação ao sexo são modificadas pelos eventos exteriores. Mesmo assim, elas podem ser aperfeiçoadas.

As mudanças não vêm somente do exterior ou de eventos desagradáveis. Podemos mudar quando adquirimos conhecimento. Podemos mudar nos colocando deliberadamente no caminho de certas referências. Podemos mudar graças ao extremo prazer, um fato nem sempre observado pelos psicoterapeutas, embora isso constitua a principal premissa de trabalho dos terapeutas sexuais. Podemos mudar levando a sério velhas concepções de tempos antigos, em vez de descartá-las com base na crença de que o velho não vale nada. Podemos mudar adotando novas idéias que nos oferecem diferentes perspectivas. Podemos mudar ousando viver experiências nada tradicionais. Quem seria capaz de dizer, por exemplo, que homens e mulheres que praticaram a troca de casais (*swingers*) na década de 1970 experimentaram uma sexualidade pobre?

Certamente, muitos diriam que não, mas não podem saber. Não pode estar no cérebro daquelas pessoas. Quando os *swingers* afirmam que vivenciaram um erotismo intenso, uma sensação vital de liberdade e uma experiência orgástica verdadeira, eles podem estar inteiramente certos. Ninguém mais é capaz de sentir o que eles experimentaram; por isso, ninguém mais pode saber se eles encontraram algum tipo de sexualidade que escapa ao restante de nós.

Tudo está muito bem, você pode argumentar, mas os *swingers* possuem um temperamento que lhes possibilita praticar a troca de casais. Se você não possui a mesma propensão, não terá experiências positivas.

Novamente, isso é verdade. Entretanto, o temperamento não é tudo. Abrir-se para novas experiências faz parte do negócio. Por favor, é preciso compreender que não estou defendendo aqui a idéia de que o mundo inteiro deveria adotar essa prática. (Eu seria a primeira a protestar contra qualquer crença ou idéia sexual imposta.) Quero apenas explicar que uma mentalidade diferente leva a experiências diferentes, mesmo que, no final, seja para continuar a girar em torno da Terra.

Isso nos remete à próxima seção do livro. Para se abrir a alguma coisa diferente, nova ou potencialmente assustadora, é preciso se livrar de temores e preconceitos. O capítulo 2 traz alguns exercícios úteis para você aprender a fazer isso.

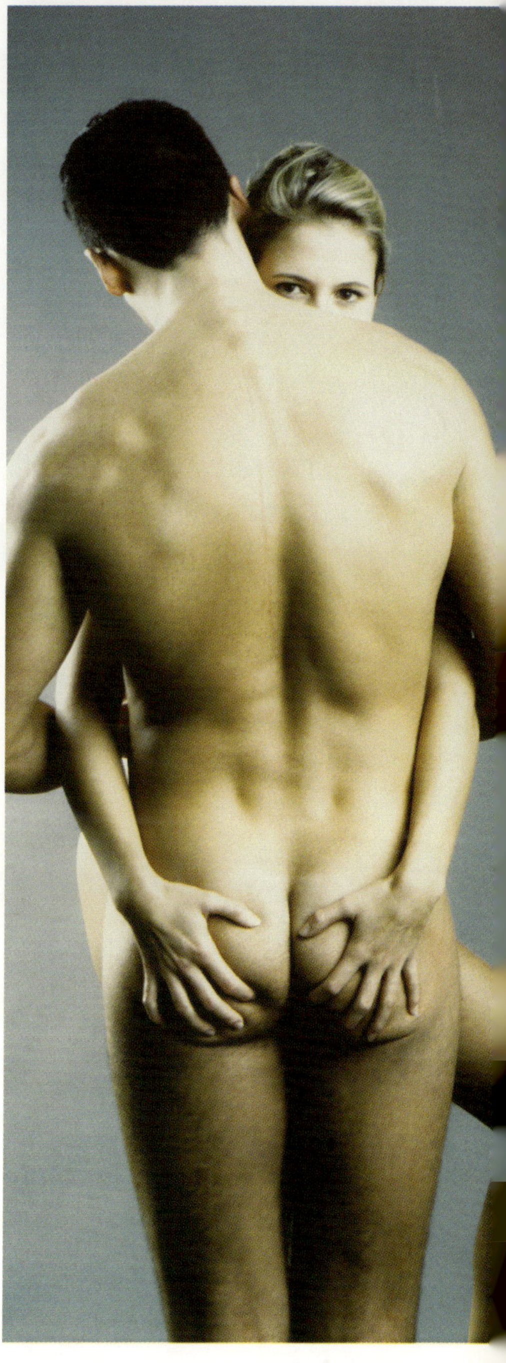

A LUA VAI À TERAPIA

Você conhece a história da Lua que andava ao redor da Terra?

Pois bem, a Lua descobriu a psicoterapia. Então, ela enfrentou longas e intensivas sessões de tratamento. Quando finalmente tudo terminou, tudo resolvido, tudo explicado, ela se sentiu completamente diferente. Enquanto antes ela girava e girava sem pensar ao redor da Terra, agora a Lua revela orgulhosa que ela faz isso porque quer.

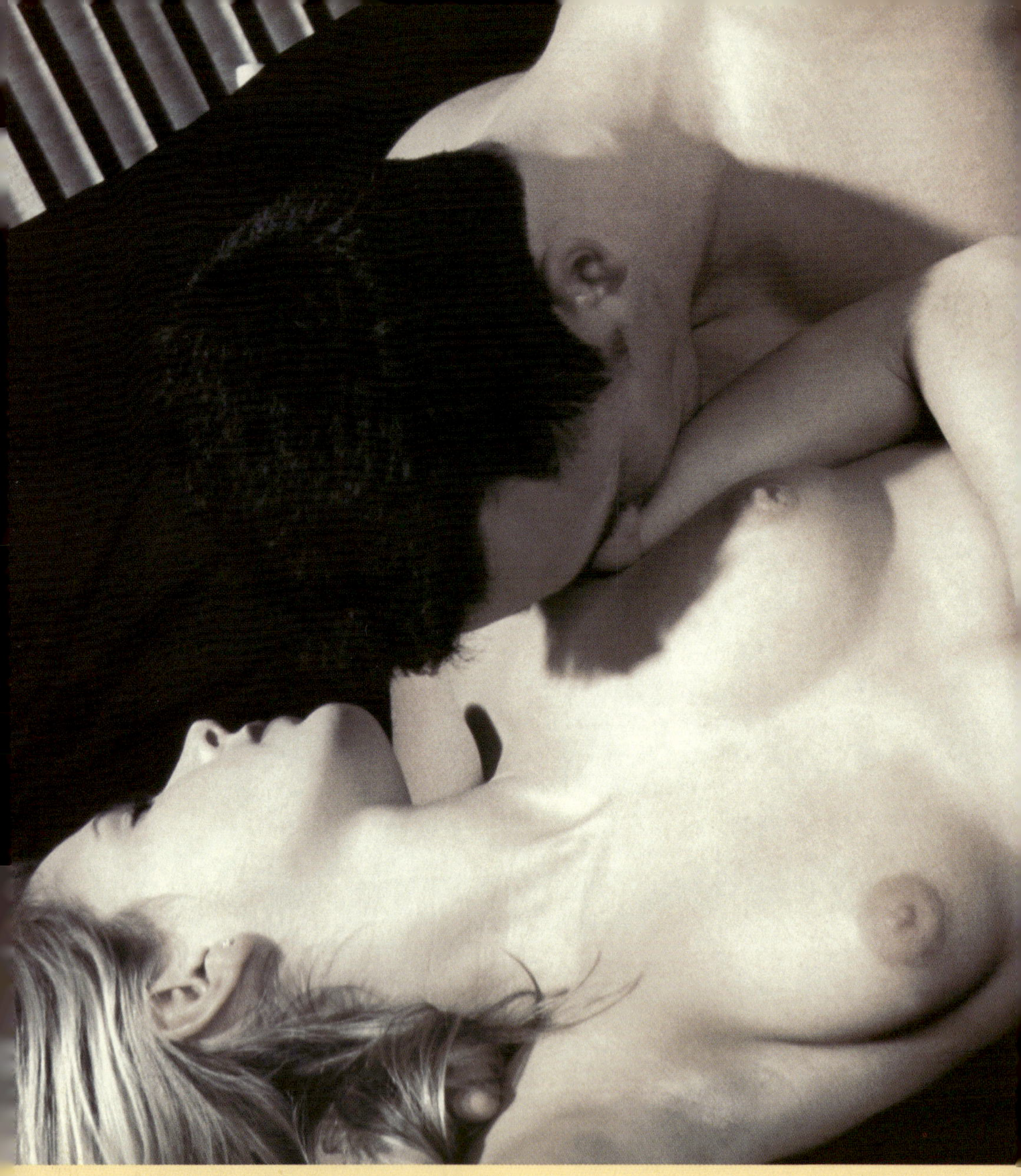

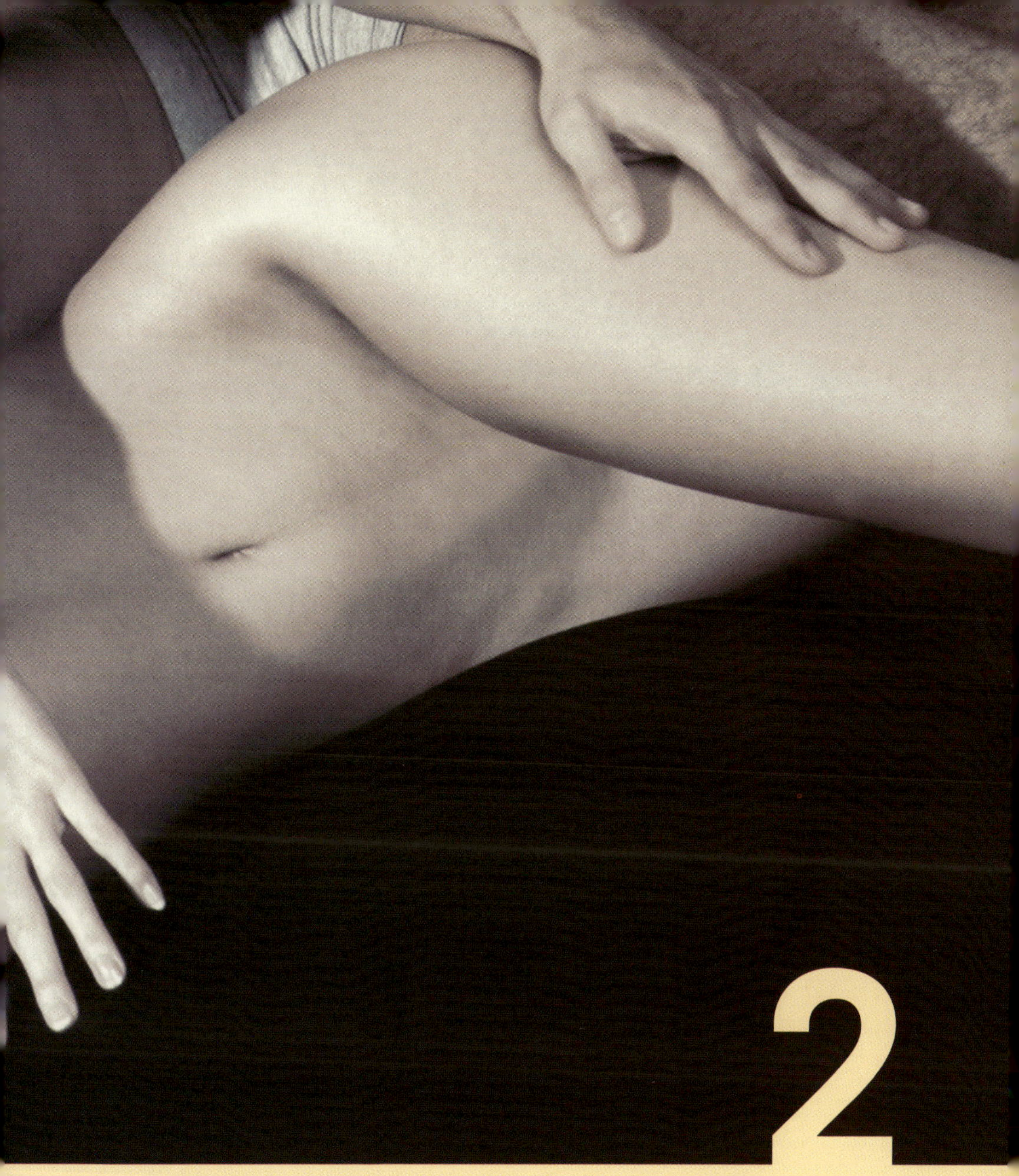

2

Estado de espírito e emoções

Sentimentos fortes

O estado de espírito e as emoções exercem grande influência na experiência sexual. Essa afirmação soa tão óbvia que você deve se perguntar por que eu me dou ao trabalho de registrá-la aqui. A razão é que existem novas informações sobre o funcionamento do cérebro. Hoje, suspeita-se que as regiões cerebrais que processam as emoções fortes estejam situadas nas proximidades dos centros que respondem pela atividade sexual. É muito provável que uma "pequena célula cinzenta" seja capaz de, literalmente, absorver informações e passá-las para as células vizinhas.

Assim, isso quer dizer que se você, por exemplo, estiver profundamente deprimido ou deprimida, os centros sexuais do seu cérebro também ficarão deprimidos, o que prejudicará a libido. Se você tiver predisposição à ansiedade severa, seu impulso sexual também poderá se tornar ansioso, levando à repetição contínua do ato sexual. Muitas pessoas pensam que se um indivíduo for ansioso, o próprio ato sexual será marcado pela ansiedade e pelo sofrimento. Contudo, surpreendentemente, estudos sobre sexo provaram o contrário.

Ansiedade

O terapeuta sexual John Bancroft, autor de *Human Sexuality and its Problems* [A Sexualidade Humana e seus Problemas], estudou homens que foram informados de que receberiam um choque elétrico caso tivessem uma ereção. Esperava-se que esses infelizes se tornassem extremamente ansiosos, o que os levaria a perder o apetite e a potência sexual. Mas não! Oito dos dez homens estudados mostraram que a ansiedade não fazia diferença para a sua ereção, enquanto os outros dois descobriram que ela realmente melhorou a ereção. Um deles, inclusive, explicou que, desde a adolescência, conseguia pequenas ereções sempre que se sentia ansioso.

Como a ansiedade afeta a sexualidade A ansiedade gera uma série de respostas sexuais diferentes. De acordo com Bancroft, a ansiedade pode:

- Acelerar ou retardar a resposta sexual;
- Inibir a reação sexual;
- Interferir no pensamento e na capacidade de julgamento da situação;
- Levar o ato sexual ao fracasso.

Esse conjunto de comportamentos não tem o objetivo de confundir você, mas de ilustrar como a mesma emoção pode provocar as mais variadas respostas. Pessoas com diferentes concepções de vida podem apresentar as mais diferentes reações.

Raiva

Também existem evidências de que a raiva pode, às vezes, alimentar e facilitar a resposta sexual, mais que inibi-la.

Como a raiva afeta a sexualidade Essa emoção age de várias maneiras interessantes, até mesmo melhorando a resposta sexual. Contudo, algumas pessoas não conseguem sentir raiva e desejo sexual ao mesmo tempo. Talvez certa dose de raiva funcione como um estimulante, mas, se essa dose for maior e o ressentimento aparecer, então a fúria irá deteriorar o sexo. Evitar ou rejeitar a atividade sexual pode ser uma forma de expressar a raiva. O estupro, é claro, está diretamente ligado ao modo destrutivo de manifestar raiva.

Não se deve presumir irrefletidamente que fortes emoções negativas expliquem o fato de você não conseguir ser sensual. Ajuste suas concepções e vá à luta.

Euforia e depressão

A euforia e a depressão estão em lados opostos na categoria das emoções, e as duas podem influenciar o que acontece debaixo dos lençóis. A história de Gina, a seguir, ilustra muito bem essa questão. Ao ler a história, talvez você tenha a impressão de que Gina era uma bela jovem com um corpo perfeito, o tipo ideal que os homens procuram. Por isso, pode ser surpreendente para você descobrir que Gina era uma mulher de meia-idade, acima do peso, e sem nenhum atrativo especial. E esse é, justamente, o ponto que quero discutir.

Você pode ser tão atraente quanto quiser ser. Você pode ser tudo o que desejar se acreditar de verdade. Você é o que acredita ser.

A História de Gina

Gina sofria de transtorno bipolar, uma condição até algum tempo atrás denominada psicose maníaco-depressiva. Nas fases maníacas (estados exaltados de humor), ela se sentia sexualmente forte. Sua libido era intensa, sua energia, ilimitada, e sua confiança, sem fim. Com base nesse bem-estar físico e emocional, ela acreditava que poderia fazer qualquer coisa ligada a sexo. E ela fazia. Nada a detinha. Ela participava de orgias. Possuía inúmeros parceiros. Atingia o clímax fácil e rapidamente. Ela acreditava que era extremamente atraente e agia como se fosse. Os homens a disputavam.

À medida que o transtorno avançava, Gina experimentava fases de depressão com mais freqüência do que fases de euforia. Com a depressão, tudo vinha abaixo. Sua energia desaparecia, sua libido diminuía e sua autoconfiança evaporava. Em vez de sair e caçar amantes, ela mal podia sair do quarto.

A história de Gina é um tanto radical, mas serve para ilustrar como o estado de espírito pode afetar a sexualidade e a autoconfiança. Com certeza, ninguém se sente bem sofrendo de alternâncias tão intensas de humor. Contudo, muitos gostariam de ter um pouco da autoconfiança de Gina (que ela sentia nas fases maníacas). Uma questão importante nessa história é o fato de que a química do corpo de Gina afetava suas crenças pessoais. Os médicos hoje se concentram nessa conexão entre mente e corpo para ajudar não apenas os portadores do transtorno bipolar, mas também todas as pessoas que, em algum momento, podem sofrer de depressão.

Como a depressão afeta a libido

A depressão:

- Diminui o desejo sexual;
- Dificulta a ereção masculina;
- Dificulta a miniereção e a lubrificação feminina;
- Dificulta o orgasmo.

TESTOSTERONA E LIBIDO

Hoje acredita-se que a testosterona seja a responsável pela libido nas mulheres e também nos homens. Assim, se a depressão atinge a libido masculina, há razões suficientes para pensar que o mesmo acontecerá com a libido feminina. A aplicação do hormônio, no caso dos homens, ajuda a retomar sua potência sexual e, nas mulheres, aumenta as sensações sexuais.

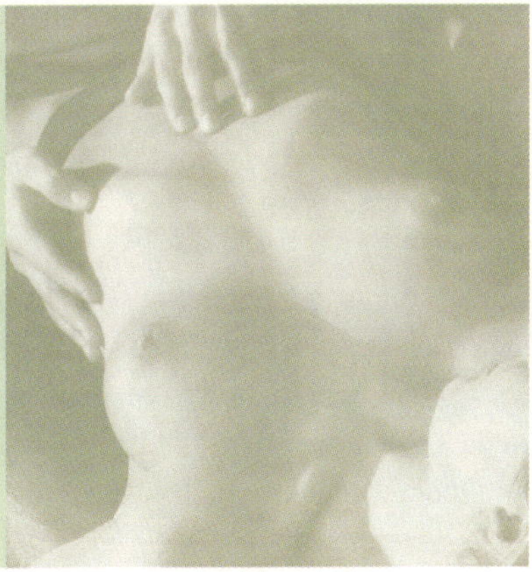

Dificuldades de ereção noturna nos homens (que ocorrem em casos de desejo sexual reduzido e baixos níveis de testosterona) também são verificadas em doenças depressivas. Novos antidepressivos têm sido constantemente desenvolvidos para combater as várias formas de depressão. Esses medicamentos melhoram o humor e, em geral, propiciam a retomada do desejo sexual e da excitação.

Tratamentos para os transtornos do humor

Quando ficam realmente deprimidas, a maioria das pessoas opta por tratamentos com antidepressivos ou psicoterapia ou, ainda, o que é o ideal, uma combinação dos dois. Muitas vezes, porém, há dificuldade de reconhecer que se tem depressão.

Acreditamos que o mau humor e o abatimento constantes que sentimos são normais. Mas não são. Para aliviar esse tipo de sofrimento, precisamos controlar o aspecto químico da depressão. Em geral, essa deve ser a primeira providência porque, sem deter o processo depressivo, fica difícil se concentrar em qualquer tipo de terapia. Quando temos dificuldade de concentração, o processo de reorganizar nossa mente torna-se de fato penoso. Uma vez que nossos pensamentos ficam mais claros, graças aos antidepressivos, temos melhores condições de enfrentar a causa de nossos problemas.

Moral da história: se sua vida sexual saiu voando pela janela, pare e pense sobre seu estado de espírito. Se você estiver deprimido ou deprimida, tomar antidepressivos pode ser necessário para deter a marcha do sofrimento e fazer você se sentir melhor. Se tiver algum tipo de desequilíbrio hormonal, antes de tudo você precisará descobrir os efeitos das substâncias químicas em seu organismo. Quando tiver feito isso (com a ajuda de um médico), será preciso pensar em um reajuste dos hormônios ou, no caso de mulheres e homens mais velhos, em uma terapia de reposição hormonal.

Medicamentos

O quê? Tomar remédio? Sem estar doente? Isso pode até parecer uma idéia horrível. Mas pare um instante e pense. Se voltarmos à teoria dos memes, uma concepção é algo que pode mudar. Então, não há motivos para continuar sendo tão radical ao pensar assim. Talvez valha a pena reavaliar a situação.

Tradicionalmente, pensava-se que os medicamentos não eram uma boa solução, porque poderiam gerar dependência e/ou produzir efeitos colaterais perigosos. Tais crenças eram baseadas em realidade histórica, pois a produção inicial desse tipo de drogas foi uma fase crítica. Muitos dos preconceitos que temos hoje tinham fundamento vinte anos atrás. Contudo, a pesquisa bioquímica desenvolve-se rapidamente; por isso, antes de descartar uma escolha importante como essa, pelo menos devemos nos informar a respeito.

Atualmente, não hesitamos em optar pelos medicamentos quando o seu uso se justifica por alguma doença séria ou dor intensa.

No entanto, é de extrema importância manter sempre a mente aberta porque novas descobertas surgem nesse campo continuamente. Se você acrescentar novos dados ao seu amontoado de crenças, que neste momento lutam por algum espaço em sua cabeça, então comece já a enxergar um novo panorama sobre o que ocorre ao seu redor.

Por que deveríamos nos sentir seriamente doentes para melhorar nossa qualidade de vida? Uma das regras de ouro da autoconfiança diz que é bom mudar a sua mente porque isso é sinal de maturidade.

Medicamentos que melhoram o sexo Hoje existem drogas capazes de melhorar o equilíbrio químico do nosso corpo, suprimindo a depressão e, dessa maneira, rejuvenescendo nosso desejo sexual.

As drogas também podem regular os centros ativadores e inibidores no cérebro, tornando possível novamente ligar e desligar nossa libido. Além disso, os medicamentos reduzem a ansiedade, o que ajuda a melhorar nosso relacionamento com o homem ou com a mulher que amamos e, por conseguinte, melhorar nosso desempenho na cama.

Por fim, os medicamentos podem induzir e prolongar a ereção.

A testosterona, que foi considerada suspeita por cinqüenta anos, hoje está em evidência. Pesquisas mostram que doses regulares de testosterona ministradas em homens durante um período de quase sessenta anos, longe de causarem problemas de saúde, protegem contra a arteriosclerose e melhoram a energia, o bom humor e a confiança sexual. Para as mulheres, porém, ainda não existem dados similares.

Medicamentos que melhoram a vida Existe uma crença poderosa (outro meme) de que, nas próximas décadas, drogas milagrosas para aliviar o sofrimento emocional terão uma aceitação maior, do mesmo modo como a quimioterapia e a penicilina aliviaram o sofrimento físico no passado. Isso porque o desenvolvimento farmacológico evoluiu para uma segunda fase. Agora que somos capazes de curar ou, ao menos, de deter o avanço de doenças graves, o próximo passo é, sobretudo, olhar para a qualidade de vida.

A vida é uma oportunidade única. Se você soubesse que passaria dois terços da sua existência sofrendo de artrite, não ficaria feliz em optar por uma droga que lhe preservasse as juntas flexíveis e livres da dor, mesmo que tivesse de tomar uma pílula todos os dias pelo resto da sua vida? Por que não deveríamos adotar a mesma atitude em relação às substâncias que melhoram nossa vida sexual?

Existem muitas evidências que mostram que homens e mulheres, se tivessem uma mínima chance, ficariam felizes em ter uma vida sexual para sempre.

Hoje em dia, mulheres de 60 anos de idade parecem ter apenas 40 se comparadas com a geração anterior. Isso ocorre graças à reposição hormonal. Longe de apresentar risco para a saúde, a terapia de reposição hormonal provavelmente faz o contrário, prolongando a vida.

Superando a ansiedade relacionada aos medicamentos Por que insisto nesse ponto, se você tem preconceito quanto a tomar medicamentos? Porque espero estimular você a pensar de modo diferente sobre o assunto. Espero que, com as informações oferecidas aqui, você tenha uma nova concepção sobre tratamentos à base de drogas e possa fazer uma escolha real. Se você recusar informações por causa de seu preconceito, não terá uma escolha real. Cuidado para não perder opções importantes, porque sua decisão está baseada em dados ultrapassados de cinqüenta anos atrás.

Assim, o que fazer com essas crenças (ou preconceitos)? Vamos superá-las.

Dependência

Sim, é possível que não consigamos lidar bem com os problemas sem a ajuda dos medicamentos. Na verdade, é por isso que começamos a tomá-los. O que essas drogas fazem, cada vez mais, é desempenhar uma função que o nosso organismo, por várias razões, deixou de cumprir.

Acredito que a maioria das pessoas não pensaria duas vezes em usar uma perna biônica se sua perna verdadeira deixasse de funcionar, ainda mais se a substituta parecesse exatamente com o membro de verdade. Ficaríamos agradecidos pelo avanço das próteses e, talvez, descobríssemos que algumas funções como andar e correr até melhoraram. As drogas vão além. Existe a possibilidade de os medicamentos serem capazes de dar a partida no sistema original e fazê-lo funcionar novamente, de modo que não temos de prolongar seu uso.

No passado, usamos medicamentos como uma medida temporária até nos sentirmos melhor. No futuro, será possível usar drogas por um longo prazo para melhorar nossa qualidade de vida. O fato de que milhares de homens optaram pelo Viagra assim que o medicamento foi lançado no mercado prova que já caminhamos nessa direção. Se uma versão feminina dessa pílula azul garantisse uma resposta sexual satisfatória (incluindo o orgasmo), é muito provável que as mulheres também passassem a consumi-la com maior facilidade. Alguns psiquiatras já acreditam que o uso prolongado de certos medicamentos

ESTROGÊNIO É SINÔNIMO DE BEM-ESTAR

O estrogênio faz a mulher se sentir bem. Ele também protege o organismo contra a osteoporose e contra as doenças cardiovasculares, dois assassinos da idade avançada. As evidências que ligam o estrogênio ao surgimento do câncer continuam a ser debatidas, à medida que estudos revelam resultados tanto positivos quanto negativos. Se você toma estrogênio, é aconselhável fazer exames ginecológicos periódicos, para diagnosticar e tratar qualquer alteração em sua saúde. Tive uma amiga que, infelizmente, morreu aos 42 anos de idade, porque ela, em toda a sua vida, jamais se submeteu a um teste de Papanicolaou.

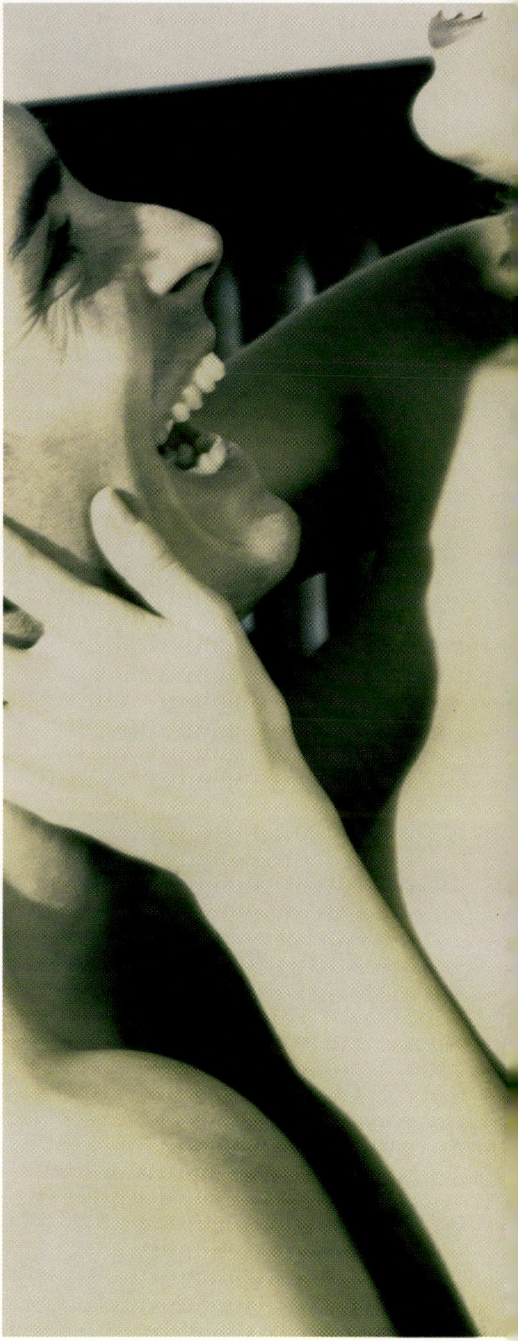

melhoraria a qualidade de vida de grande parte da população.

Efeitos colaterais perigosos

Se você ouvisse falar que determinado medicamento deixaria sua pele verde, então, obviamente, você se informaria melhor antes de recorrer a esse tratamento. Se, mais tarde, descobrisse que somente os indivíduos portadores de sangue tipo B positivo sofressem desse efeito e você não fizesse parte desse grupo, então não haveria razão para não tomar a droga e melhorar sua vida.

O que quero dizer é que você precisa se informar tanto quanto possível sobre todos

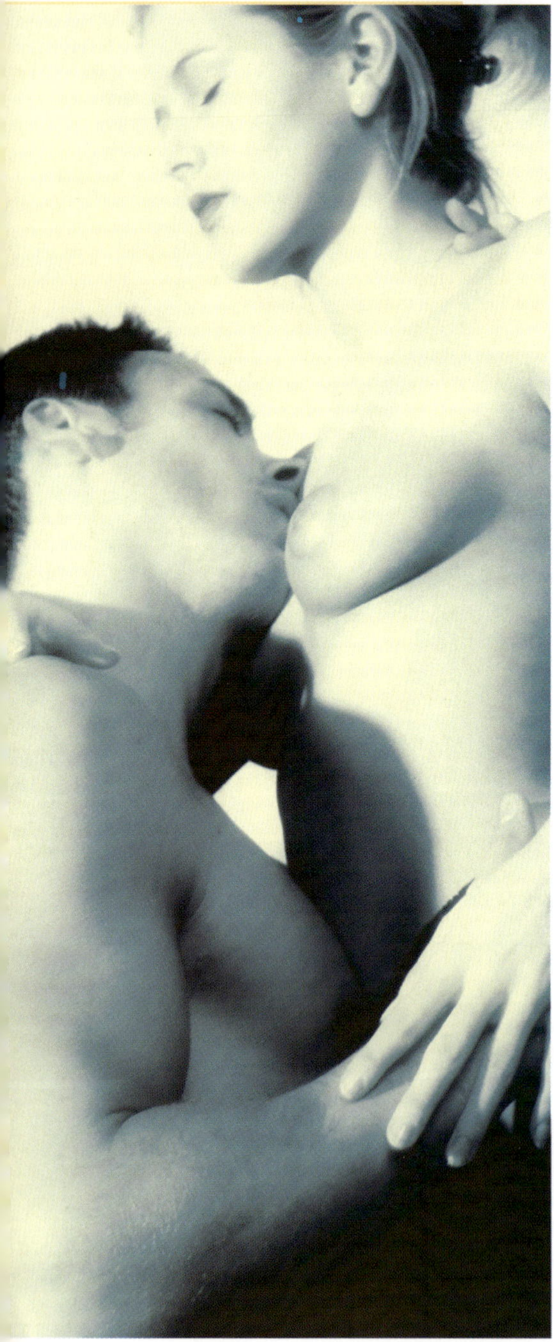

os efeitos colaterais de qualquer medicamento antes de consumi-lo. Somente será possível tomar uma decisão responsável no momento em que você conhecer bem todos os fatos relacionados a esse aspecto. Dessa maneira, qualquer pessoa que deseje incrementar sua vida amorosa quimicamente, em primeiro lugar, deve se informar extensamente sobre as possíveis conseqüências e efeitos colaterais provocados pelos medicamentos. Se, depois de toda essa investigação, você chegar à conclusão de que será capaz de tolerar a droga, por favor, não descarte essa oportunidade por causa do preconceito.

Muitos dos novos medicamentos usados na terapia de reposição hormonal são produzidos na forma de gel ou creme para serem aplicados na pele, em vez de ingeridos oralmente. A grande vantagem desse método é que a substância em questão é absorvida diretamente pela corrente sangüínea, sem a necessidade de ser antes processada pelo estômago e pelo fígado. Grande parte dos danos causados pela ingestão de pílulas pelo organismo humano é resultado de complicações ocorridas no fígado. Agora, sabemos como evitar esse problema.

Assim, pesquise a substância e seus efeitos colaterais. Leia a bula. Faça pesquisas em dicionários médicos e na internet. Se sua busca resultar num imenso catálogo de danos, mantenha distância da droga em questão. Se, porém, as informações forem favoráveis, por favor, considere-a, principalmente se a substância for oferecida na forma de gel ou creme, mas nunca deixe de buscar orientações de um médico.

Milhares de homens e mulheres preferem a cura "natural". Lojas de produtos saudáveis vendem toneladas de suplementos naturais, vitaminas e cremes. A aromaterapia tornou-se um grande negócio com a venda de óleos essenciais e aromáticos. É bem provável que um em cada quatro leitores deste livro tenha experimentado algum tipo de massagem usando óleos aromáticos (ou até óleo para bebês), e sobreviveu para contar a história. Você sabia que sua pele absorverá qualquer substância colocada nela? Que essas "curas naturais" provocam mudanças físicas e químicas? Muitas pessoas, embora se sentindo aparentemente bem, têm colocado em risco sua saúde com o uso desses medicamentos "naturais".

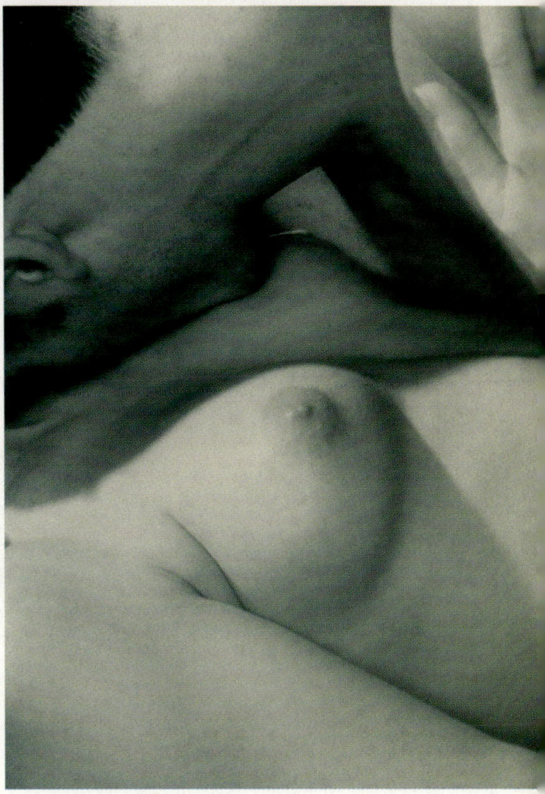

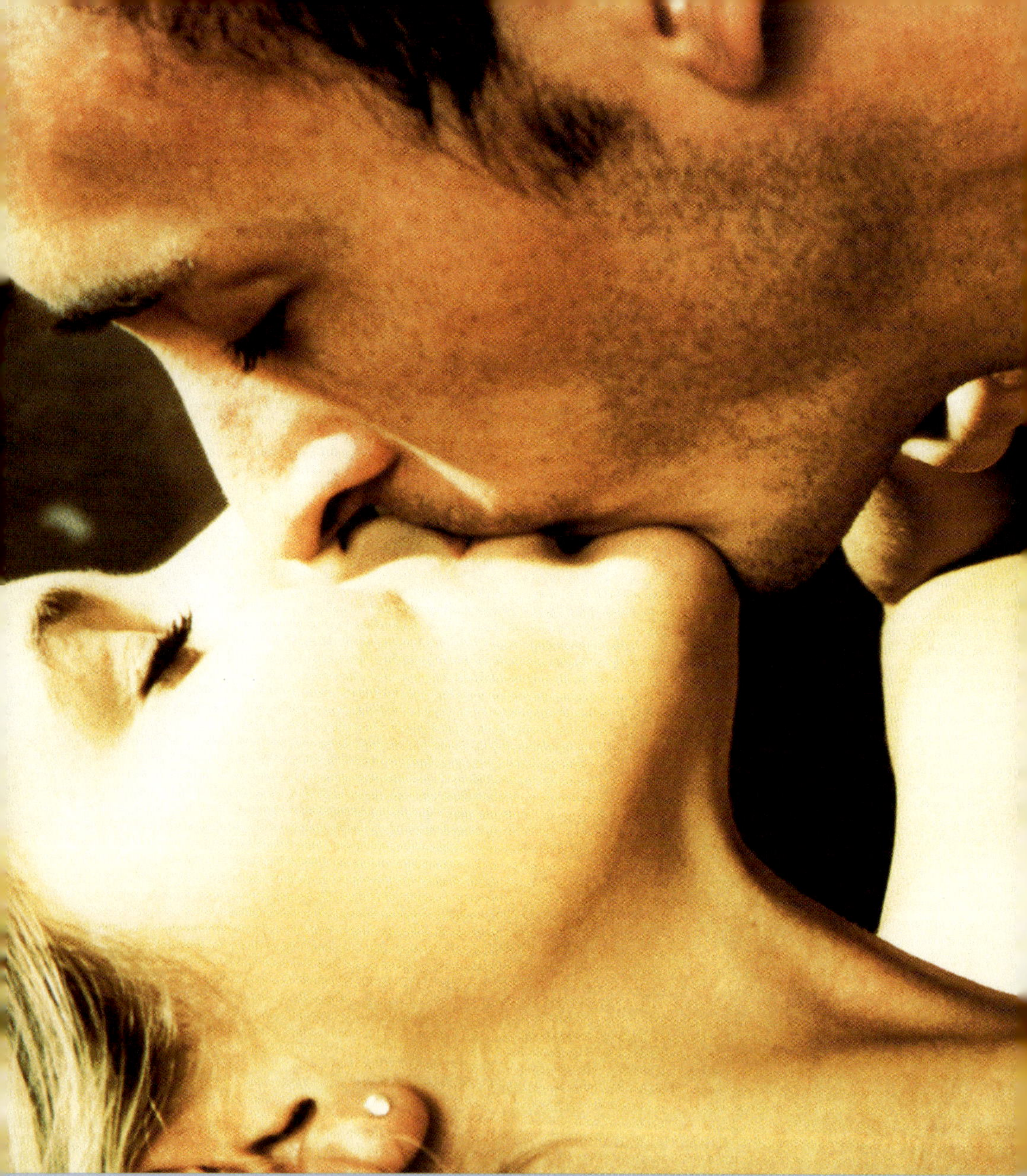

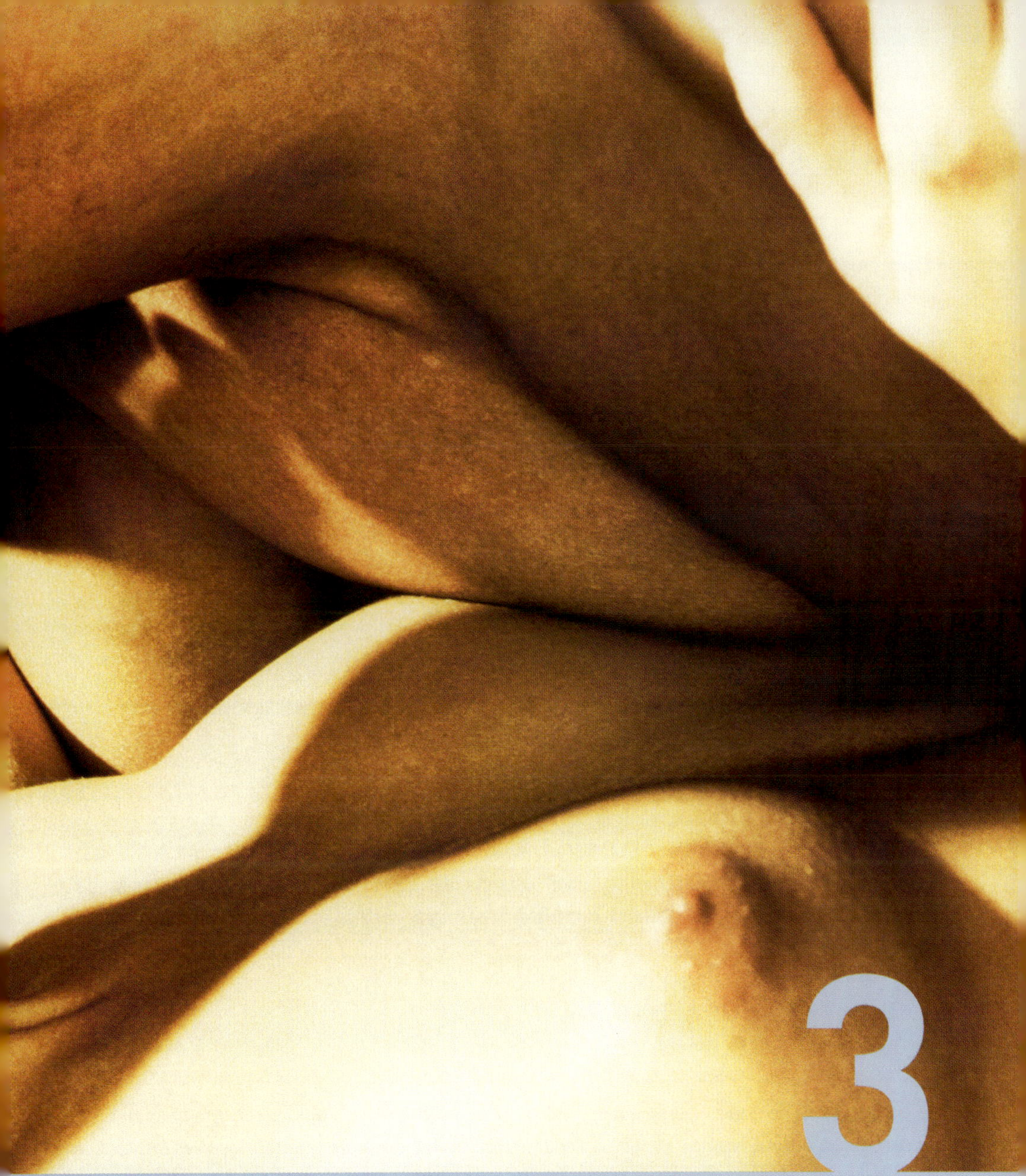

3

Transformando sua vida sexual

Mente sobre a matéria

"Uma ereção não pode ser forçada." Essa é uma crença comum que parece ser verdade. Em geral, os homens não conseguem produzir ereções em qualquer circunstância ou, pelo menos, pensamos que é assim. Porém... isso não é totalmente verdade. Pesquisas, estudos clínicos e experimentos de laboratório demonstraram que muitos homens (e mulheres) são capazes de produzir respostas genitais quando querem, tendo pensamentos eróticos ou imaginando fantasias sexuais. E são capazes de fazê-lo na frente de outras pessoas (quer dizer, diante dos pesquisadores). Os mesmos experimentos também mostraram que as pessoas são capazes de deter a excitação tendo pensamentos não sexuais.

As fantasias e os filmes eróticos ativaram o mecanismo sexual de homens e mulheres, resultando em todo tipo de deliciosas reações sensoriais em circunstâncias nas quais, normalmente, sentir-se sexy de nada adiantaria.

Com base nessa informação, permita-me lançar uma idéia.
Exceto se houver algum impedimento físico – possibilidade que pode ser verificada por exames médicos –,
você será sexualmente capaz.

Dessa maneira, você não será sexualmente capaz somente se não quiser. Em outras palavras, é possível que, inconscientemente, você escolha ser sexualmente incapaz. Sua falta de desejo ou de ereção pode parecer o problema e, com certeza, pode criar um problema. Contudo, a opção é sua.

Nesse caso, seria aconselhável pensar sobre o que levou você a essa escolha, mesmo inconsciente. Ela lhe traz algum benefício?

Outra possibilidade é mudar essa escolha, agora que você tem consciência dela. Talvez seja o momento de também pensar em mudar seu relacionamento. Suas decisões dependem, primeiro, do modo como você interpreta o problema e, depois, do modo como irá reconstruí-lo. Assim, vamos tratar da reconstrução. Nos círculos terapêuticos, esse processo é chamado reconstrução cognitiva.

Reestruturando sua atitude sexual

Não, eu não inventei essa expressão. A reestruturação da atitude sexual (RAS) é uma idéia pioneira do sexólogo americano Ted McIlvenna, da Fundação Glide (uma organização sem fins lucrativos que ajuda e orienta jovens pobres, famintos e sem-teto) e do Instituto de Estudos Avançados da Sexualidade Humana, ambos em São Francisco, nos Estados Unidos. Trata-se de um programa do Instituto que alguns estudantes seguem antes de se graduar em sexualidade humana. Atuando há 25 anos, o Instituto é a única organização americana credenciada para conferir diploma no campo da sexologia.

Com o objetivo de abordar o tema da sexualidade humana sem qualquer julgamento, os profissionais do Instituto (dentre os quais, o sexólogo americano Wardell Pomeroy, co-autor do célebre *Relatório Kinsey*, a polêmica publicação sobre a sexualidade humana) perceberam que homens e mulheres estão completamente debilitados pela informação sexual disponível no mundo hoje e, por isso, precisam ser reeducados na área. Como é possível tomar uma decisão importante em relação ao sexo, se homens e mulheres estão impregnados de preconceitos e falsas crenças?

A proposta básica da RAS é oferecer informações precisas e atualizadas sobre o comportamento sexual humano. Além disso, pretende limpar a mente das pessoas das idéias falsas e preconcebidas, de modo que os estudantes sejam capazes não apenas de tomar decisões ponderadas e equilibradas sobre a própria vida sexual, mas também, como terapeutas sexuais, possam ajudar homens e mulheres a serem mais felizes com o sexo. Aliás, os estudantes da RAS, em sua maioria, são consultores, assistentes sociais, professores, psiquiatras, psicólogos e médicos.

O papel dos filmes sobre sexo

Um fim de semana no programa de reestruturação da atitude sexual consiste na análise de aproximadamente sessenta filmes sobre educação sexual, intercalada de debates sobre o tema apresentado nesses materiais. Trata-se de documentários que abordam todos os aspectos da sexualidade humana, por meio de casos de pessoas reais com padrões sexuais verdadeiros, que ilustram o modo como realmente os indivíduos fazem amor, fazem sexo, transam.

Em 1964, o sexólogo Ted McIlvenna, então um jovem ministro da Igreja Metodista, acompanhava grupos de jovens na também metodista Fundação Glide. Nesse trabalho, observou que os adolescentes homossexuais afastavam-se da igreja e que, ao procurarem se aconselhar com padres, pastores e médicos, não encontravam esclarecimentos, muitas vezes

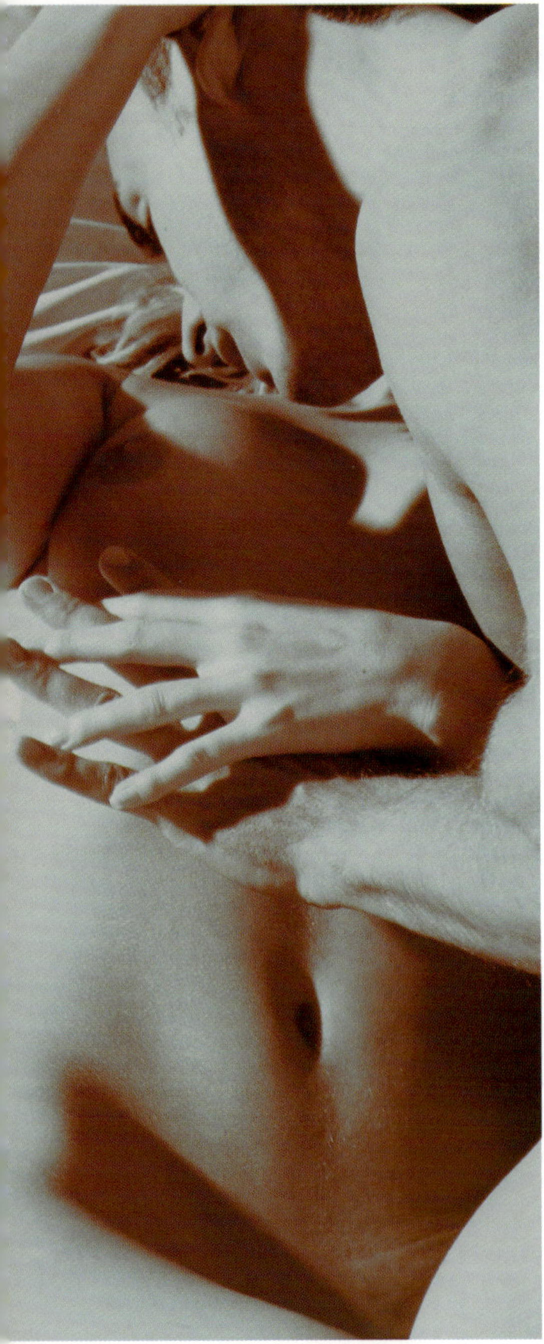

por causa das idéias preconcebidas de seus chamados "conselheiros". Percebendo que não era possível entender a homossexualidade sem compreender a sexualidade humana, McIlvenna e sua equipe começaram a experimentar um controverso e avançado sistema que iria ajudar uma série de profissionais a ampliar sua visão sobre o sexo, de modo que, por sua vez, eles pudessem ajudar de fato os necessitados.

Então, ele e Laird Sutton, jovem cineasta americano, filmaram casais fazendo amor, com a permissão dos participantes, a maioria composta de estudantes. Quando os filmes ficaram prontos, os casais puderam opinar se aquelas imagens eram ou não um bom retrato do seu comportamento sexual. Se considerados inadequados, os participantes poderiam vetar os documentários. Ao longo dos anos, a Fundação Glide formou um arquivo de filmes sobre sexo como nenhum outro, constituindo um verdadeiro tratado sobre o comportamento sexual real das pessoas.

Não foi uma tarefa fácil produzir esses filmes durante quase quarenta anos e, ao mesmo tempo, manter a dignidade e o respeito necessários. Sem dúvida, Ted McIlvenna teve uma inspiração inovadora.

Os documentários e os debates constituíram a base desse programa educativo, tornando-se peça fundamental para a orientação sexual de vários jovens do Instituto.

Uma atitude aberta ao sexo

Após um fim de semana de RAS, cada participante é capaz de falar sobre qualquer aspecto do sexo com tranqüilidade. Em outras palavras, o programa oferece subsídios excelentes para recuperar relacionamentos pessoais, além de formar terapeutas hábeis em tratar de um assunto tradicionalmente secreto de uma maneira franca e segura, o que é muito bom para seus pacientes. Quantas pessoas você conhece que se frustraram ao abordar esse assunto com médicos e outros conselheiros, porque eles acabaram constrangidos e em nada puderam ajudar?

É possível que alguns participantes desse programa não fiquem satisfeitos com a sua extraordinária natureza de intimidade e clareza para abordar o assunto. McIlvenna e sua equipe estão atentos em considerar todos os *feedbacks*. Dados mostram que, por um lado, 96% dos participantes acreditam que a RAS é muito útil tanto pessoal como profissionalmente. Por outro lado, 3% não têm opinião formada e 1% afirma que o programa não tem valor. Duvido que muitas instituições educacionais tenham alcançado resultados notáveis como esses.

Se o próprio Ted McIlvenna não houvesse se libertado dos pensamentos tradicionais e dos preconceitos em relação ao sexo, seu Instituto jamais teria formado milhares de estudantes ao longo dos anos. Quase todos os educadores sexuais nos Estados Unidos e no Canadá, e muitos no Reino Unido, passaram pelo programa de reestruturação da atitude sexual, não apenas pelo curso de fim de semana citado aqui, mas também pelos programas de longa duração que oferecem vários tipos de diploma.

Transformando a sua vida sexual

O programa de reestruturação da atitude sexual não só fornece informações sobre o sexo e sobre a sexualidade, sem preconceitos, mas também ajuda cada pessoa a lidar com a própria vida sexual. Para melhor ilustrar isso, cito aqui um trecho do *SAR Guide* [Guia da RAS], de 1975:

> Por muito tempo, temos observado que os participantes do programa de reestruturação da atitude sexual, em grande medida, têm sido capazes de resolver seus problemas sexuais. Assim, concluímos que a maioria das chamadas disfunções sexuais resulta da falta de conhecimento. Quando não há um problema físico, muitas pessoas descobrem que são capazes de mudar seus padrões, bastando para isso uma mudança de atitude e de comportamento, seja qual for o problema, incluindo dificuldades de atingir o orgasmo, controlar a ejaculação precoce ou manter a ereção.

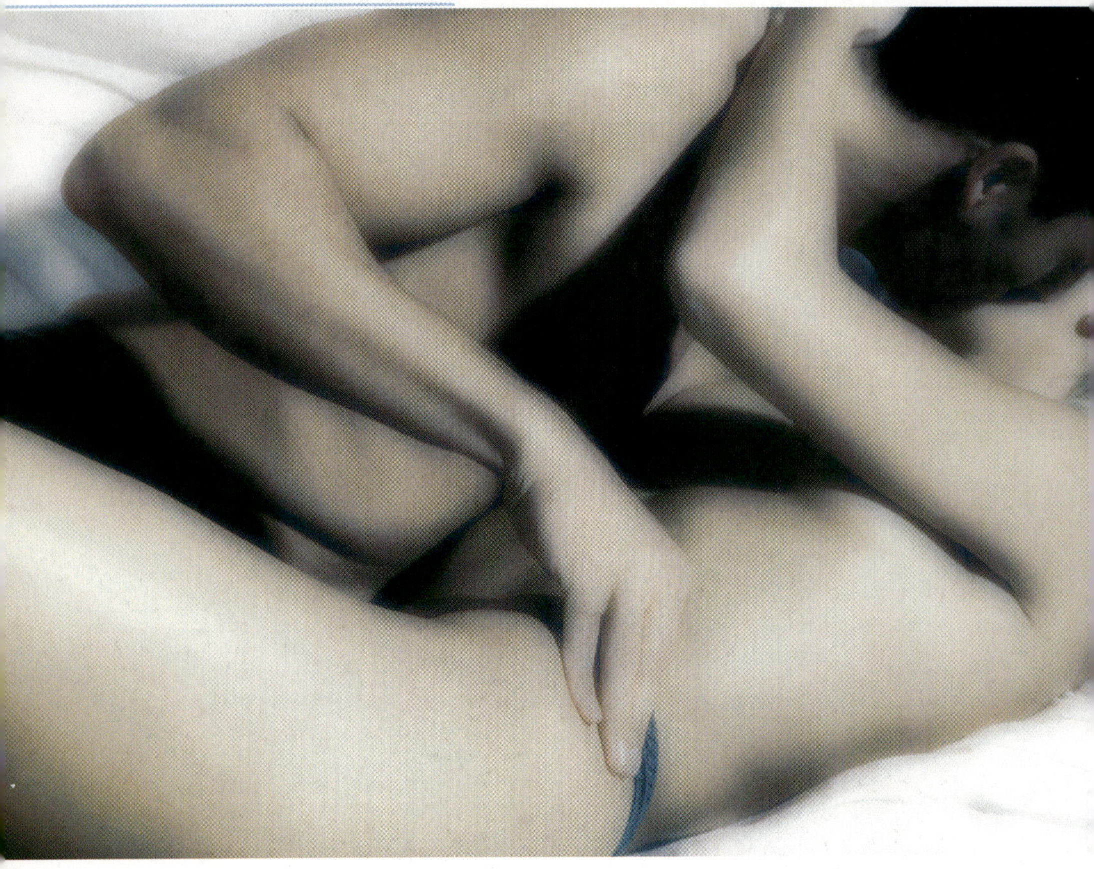

Nas próximas páginas, você encontrará alguns exercícios que preparei com base nesse método, com o objetivo de ajudá-lo a também desenvolver um senso de familiaridade com o sexo. Minha esperança é que quando o sexo deixar de ser um tabu em sua vida, você será capaz de pensar de modo diferente sobre esse assunto e decidir sobre suas questões sexuais com maior tranqüilidade. Naturalmente, só posso oferecer aqui idéias gerais dos métodos que o Instituto desenvolve em detalhes. Dessa forma, nas páginas que se seguem, você encontrará a minha versão da reestruturação de atitudes.

Mudando preconceitos sexuais

Se você quiser aproveitar esse programa ao máximo, sugiro que siga a seqüência proposta. O melhor é fazer a série de exercícios sem interrupções, parando apenas para pensar nas sensações que eles lhe proporcionam ou, se você estiver ao lado de outras pessoas, para discutir a experiência. Se você parar no meio da série e retomá-la mais tarde, não sentirá o mesmo impacto e o programa não irá funcionar. O objetivo do programa é aumentar sua intimidade com o sexo até você alcançar um ponto em que seja capaz de aceitar uma variedade de atos sexuais sem prejulgá-los.

Conheça-se a si mesmo

Para mudar suas atitudes sexuais, em primeiro lugar você precisa conhecer no que elas consistem. As perguntas que se seguem irão ajudá-lo a traçar a história da sua vida sexual. Por favor, responda-as na seqüência apresentada.

Neste exercício, não existem respostas certas ou erradas. A idéia do questionário é oferecer uma oportunidade para você se conhecer melhor; por isso, responda às perguntas com sinceridade. Suas respostas irão ajudar você a compreender suas preferências sexuais e a determinar seu padrão de comportamento.

Os tipos de padrão que poderão surgir são os seguintes:

- Abertura ao prazer da sexualidade – normalmente ocorre quando o exemplo dos pais foi positivo e quando o sexo foi abertamente discutido na família;
- Dificuldades no prazer sexual – com freqüência ocorre quando o exemplo dos pais foi negativo e o sexo era um tabu na família. Muitas crenças religiosas também podem afetar o prazer sexual de várias maneiras;
- Dificuldades no relacionamento sexual com determinada pessoa, mas não com outras;
- Ausência de relacionamento sexual;
- Abundância de relacionamento sexual, a ponto de trazer problemas.

- IMAGINE SUA ESTRELA DE CINEMA PREFERIDA. ELE (OU ELA) OLHA PARA A CÂMERA SEGURANDO UMA LONGA LISTA. É TÃO LONGA QUE PARECE UM ROLO DE PAPEL HIGIÊNICO. TRATA-SE DE UMA LISTA DE PALAVRAS RELACIONADAS AO SEXO, DIZ A ESTRELA. ELE (OU ELA) ESTÁ A PONTO DE LER AS PALAVRAS EM VOZ ALTA. E É EXATAMENTE O QUE FAZ. EIS O QUE A ESTRELA LÊ:

TREPAR

FODER

BUNDA, BOCETA, SIRIRICA

TESÃO

PORRA, CARALHO, PUNHETA

CHUPADA, BOQUETE

TRANSAR

ENRABAR

PUTA, PIRANHA

GEMIDOS, SUOR, FLUIDOS

PAU, BOLAS, TESTÍCULOS

MASTURBAÇÃO

EJACULAÇÃO

BIMBADA

BRONHA

SÊMEN

PENETRAÇÃO, PERVERSÃO

- AGORA, LEIA VOCÊ TAMBÉM TODAS ESSAS PALAVRAS EM VOZ ALTA, EM ALTO E BOM SOM. ASSIM QUE TERMINAR, LEIA NOVAMENTE. COMO SE SENTE? PARALISADO(A)? CHOCADO(A)? ESTIMULADO(A)? EXCITADO(A)? CONTINUE A LER A LISTA VÁRIAS VEZES. EM ALGUM MOMENTO, VOCÊ DESCOBRIRÁ QUE AS PALAVRAS CAUSAM MENOS IMPACTO. REPITA A LEITURA ALGUMAS VEZES MAIS. EM ALGUM MOMENTO, AS PALAVRAS SE TORNARÃO SIMPLES... PALAVRAS.

Lendo sobre sexo

Livros sobre sexo e livros eróticos oferecem informações importantes. Você pode despertar sua libido e se sentir muito mais sensual ao ler sobre sexo. Essa leitura pode lhe dar uma vida sexual rica quando sua vida erótica parecer vazia. É possível aprender muito com os livros, não apenas sobre sexo, mas também sobre relacionamentos amorosos.

Com certeza, você encontrará pessoas que rejeitam esse tipo de leitura. Mas se você quiser ler esses livros, vá em frente. Apenas uma observação: se seu companheiro ou companheira estranhar seu interesse nesse tipo de livro, explique que isso é parte de um programa educativo e aproveite e faça um convite para que ele ou ela se junte a você nessa tarefa. Porém, se sentir que essas informações não irão adiantar, tranqüilize-o(a) assegurando-lhe que o material é inofensivo.

Toda vez que encontrar uma pessoa a quem você se opõe em relação a algum aspecto sexual, lembre-se de que essa oposição ocorre porque ambos têm concepções diferentes sobre o sexo. Lembre-se também de que você tem o direito de ter idéias diferentes, assim como a outra pessoa. Isso não é uma autorização para magoar ou aborrecer os outros, mas antes é um consentimento para se sentir bem com as próprias escolhas.

Prática sexual

Uma das maneiras de descobrir quais são seus preconceitos é embarcar em uma série de ousadas visualizações (abordadas nas próximas páginas). Leia-as rapidamente. Quando terminar, pare e avalie seus sentimentos e sensações. Ao embarcar em cada visualização, pergunte-se como se sente em relação a cada cena. Você experimenta:

- Uma violenta aversão?
- Uma sensação desagradável?
- Nada de mais?
- Um agradável sinal de interesse?
- Uma grande excitação?

Cada uma dessas reações pode dar a você uma boa idéia do que faz ou não você se sentir bem. Identifique seus preconceitos.

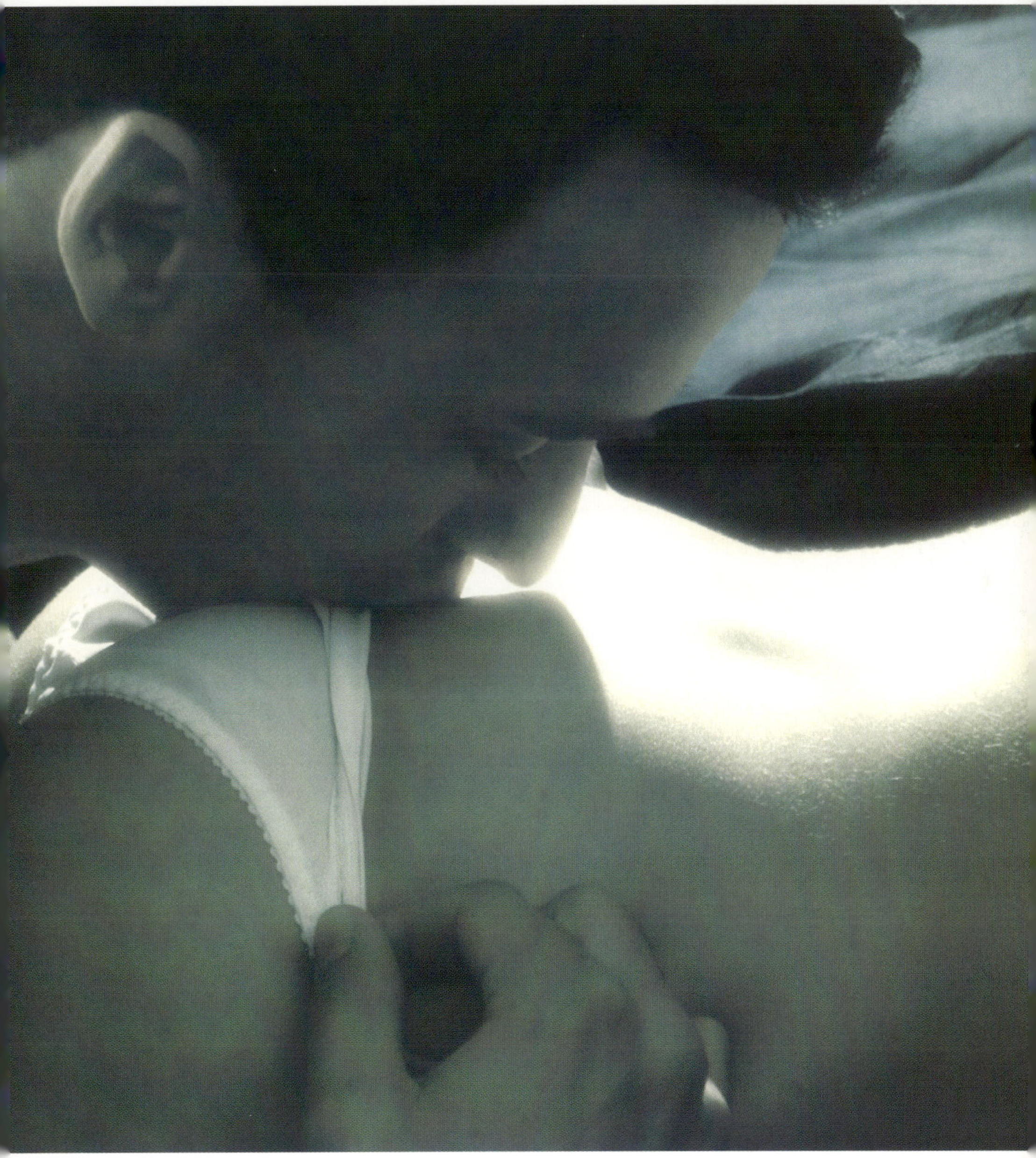

Lindos *hamsters* de desenho animado

Brasinha e Docinho são lindos *hamsters*. São apenas dois adolescentes, saltitando pelo jardim, curtindo agitadas brincadeiras de criança. Eles se agarram, fingem lutar e rolam por todo o gramado. Os bichinhos mostram-se surpresos toda vez que se chocam contra uma pedra, uma planta ou um contra o outro. À medida que pulam um em cima do outro, o peso de um deles (*hamsters* são pequenas criaturas bem robustas) impede o companheiro de respirar. Você pode pensar que eles estão acostumados a isso, mas não. Toda vez que acontece, eles parecem realmente perplexos. Você não consegue evitar o riso. Cada salto se torna um pouco mais divertido, com os animais subindo um sobre o outro em uma variedade de posições engraçadas, de lado, deitados, em pé, esticados. Quando os *hamsters* começam a saltar de modo mais ritmado, e eles percebem que, por puro acaso, parecem fazer sexo, a surpresa estampada naqueles rostinhos não tem preço. Você explode em risos. A passagem da diversão para o sexo foi imperceptível. Os *hamsters* são inocentes e o sexo é apenas parte da brincadeira.

Como você se sente? Você acaba de assistir a uma cena de sexo na tela da sua imaginação. Procure rever a cena novamente.

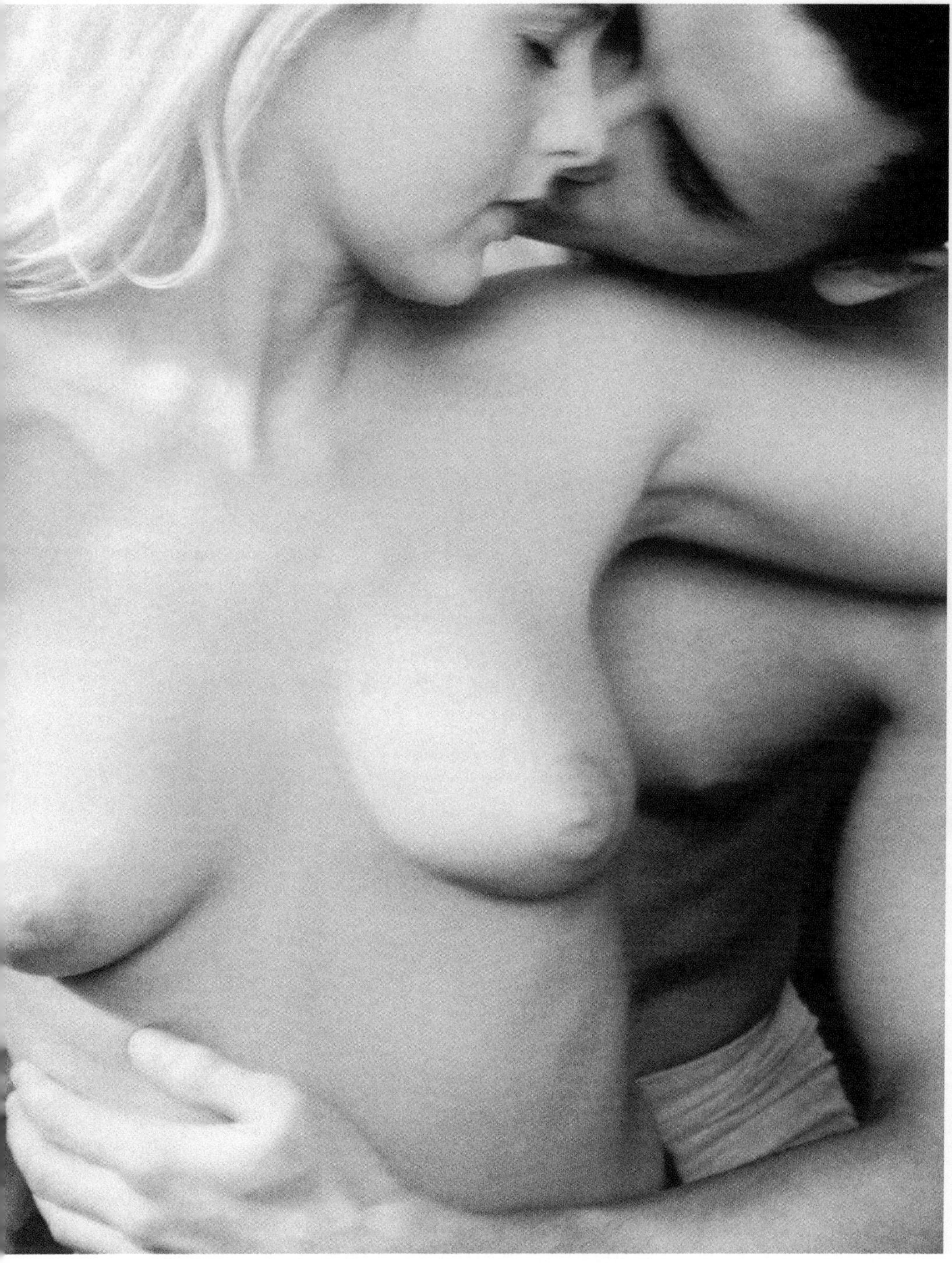

Jovens amantes

Agora, imagine um casal de jovens amantes. Eles são namorados de verdade – não atores, mas apenas uma garota e um rapaz comuns – provavelmente universitários. Estão deitados na cama dele no meio da tarde. Você sabe que é uma cena verdadeira porque o quarto está uma bagunça. Estão completamente vestidos e beijam-se apaixonadamente. Com certeza, não é a primeira vez que fazem amor, pois parecem estar bem à vontade juntos. Corpos colados, suas mãos percorrem o corpo todo um do outro, querendo descobrir o que há debaixo das suas roupas. De repente, interrompem as carícias e cada um por si tira a roupa. Deitam-se novamente e continuam a se beijar e a se acariciar. Você pode ver a mão dele desaparecer entre as pernas dela e, pelos movimentos bem ritmados que ele faz, você sabe que ele está esfregando seu clitóris. Ela se contorce e geme de prazer, depois fica quase imóvel, concentrando-se na sensação que cresce dentro dela. "Pare, vem para dentro de mim", diz ela, estimulando o seu amante a deitar-se sobre seu corpo e a introduzir o pênis em sua vagina. Ela levanta os quadris para ele e você pode ver o entra-e-sai da trepada. Ao olhar para o rosto dela, você percebe que ela embarcou em um mundo interior, seus olhos estão vidrados, sua atenção está longe, onde somente as sensações eróticas importam. "Me ajude um pouco", pede ela. Então, ele move uma das coxas e desliza a mão entre seus corpos. Enquanto continua a penetrá-la, ele massageia o clitóris dela com mais força. De repente, ela começa a gozar, seu corpo todo treme, sua cabeça jogada para trás, ela geme sem parar. Quando ela alcança o clímax, grita de prazer. Mas, seu jovem amante não pára. Ele a penetra e a massageia com grande energia. Ele empurra mais e mais, mais e mais. Somente quando tem certeza de que o orgasmo dela está terminado, ele retira a mão, fecha os olhos e se concentra no próprio prazer. Quando ele goza, libera uma série de curtos jorros e suspiros. "Oh", exclama ele, breve e forte e, então, desaba sobre ela, feliz. Ela abraça seu corpo exausto bem junto ao dela.

Essa cena perturba você? Parece errado ler essa história? Proibido? Desconcertante? Se você não tem certeza de suas emoções, leia a história novamente.

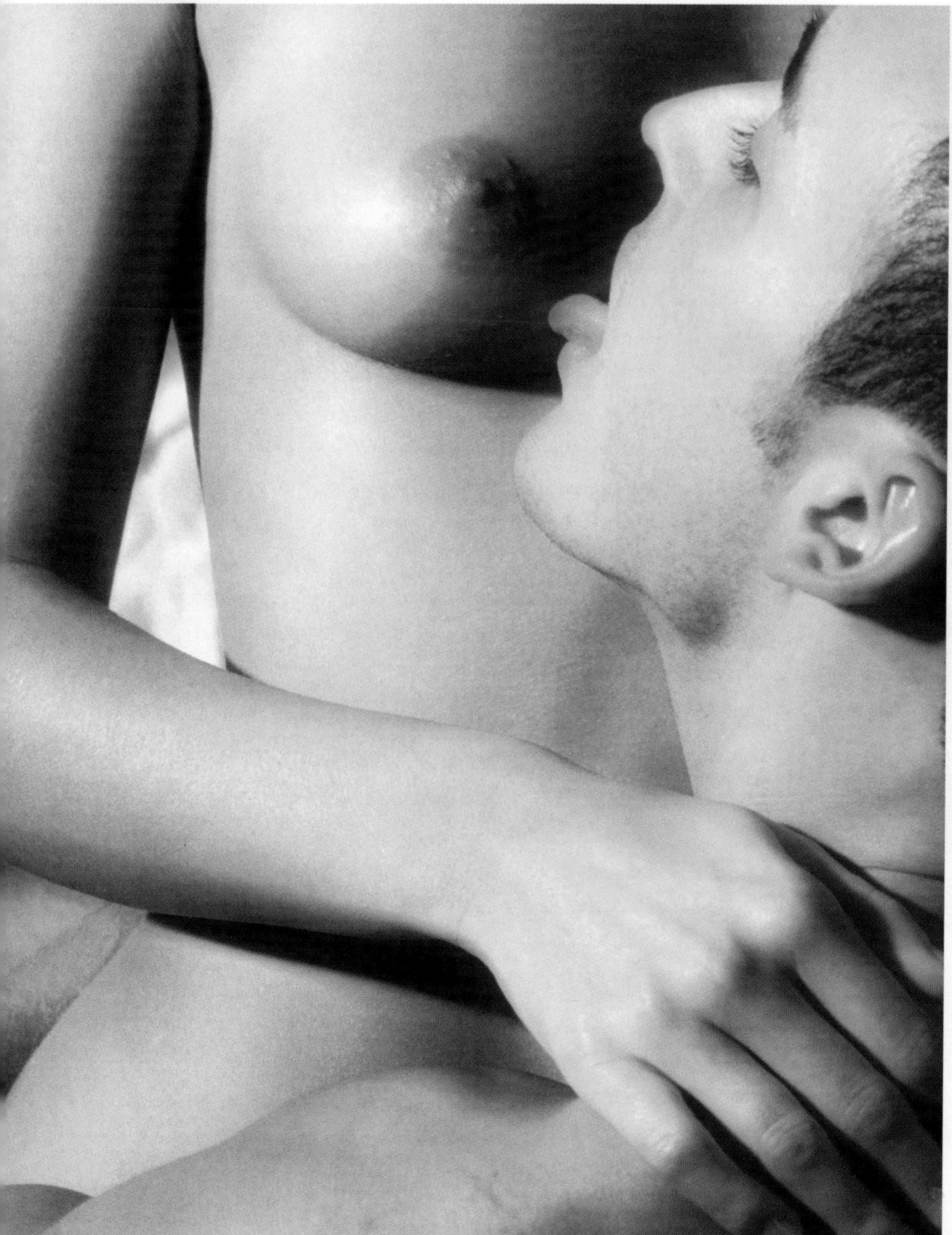

Masturbação masculina

Deixe sua imaginação levar você para o outro lado de um quarto. De um esconderijo, você pode ver um homem deitado na cama. Você está consciente de que a cena é real, de que não se trata de um ator de filme pornô. O homem que você vê é jovem e bonito e está se mexendo muito, parece não se sentir nada confortável. Você olha mais atentamente e percebe que ele se mexe porque está se masturbando. Porém, não se trata de uma simples punheta passiva. Esse jovem mexe o corpo todo enquanto move o seu pau. Ele se ajoelha para manipular o pênis; assim, enquanto uma das mãos faz o trabalho, a outra passeia por todo o seu corpo, esfregando, pressionando, massageando. Ele se curva, apoiando os joelhos e uma das mãos na cama, e continua a estimular o pênis. Enquanto acelera a masturbação, ele contorce o corpo para a frente e para trás, no ritmo da sua mão. Literalmente, seu corpo ondula, de quatro, na batida da punheta. Agora, ele sai da cama e, em pé, inclinado para trás, projeta o pau no quarto enquanto os quadris empurram seu pênis para dentro e para fora do cilindro que é a sua mão. Ele dança pelo quarto, estimulando aquele pênis que entra e sai do seu punho até gozar numa grande explosão, no instante em que se equilibra numa perna só, como num passo de balé.

Você pode pensar que essa cena parece improvável, mas ela é baseada em um dos filmes da Fundação Glide, e, portanto, é real. O jovem filmado era um bailarino que colocou o corpo todo a serviço da própria satisfação. Como você se sente em relação a essa cena? Você gostaria de ver um homem se masturbando de uma outra maneira? Uma cena que pareça mais realista para você?
Então, leia a próxima história.

Um homem está em sua banheira. Após ensaboar todo o corpo, ele se reclina para descansar na espuma e relaxar. Bem devagar, preguiçosamente, suas mãos deslizam até seus genitais. Enquanto uma das mãos segura o pênis pela base, a outra estica o membro várias vezes até que ele enrijeça. Ainda segurando-o pela base, ele esfrega a cabeça do pênis com a palma da mão virada para baixo, como se estivesse espremendo uma laranja. Sem pressa e muito determinado, ele estica e empurra o pênis com a mão de baixo, enquanto a outra continua a massagear a cabeça do seu membro. Os diferentes movimentos das suas mãos são precisos e interligados. O resto do seu corpo está calmo, mas em breve será tomado por uma louca tensão. Agora, ele se sente muito mais excitado e suas mãos ficam menos sutis. Ele segura o pau com firmeza e o manipula intensa e rapidamente, muito rapidamente. Com certeza, isso deve machucar, pensa você, enquanto o observa. Agora, o corpo dele acompanha o ritmo da masturbação, derramando um pouco da água do banho. Está tão rápido que ele está fora de controle. Seria muito difícil parar agora. Subitamente, seu pênis explode em um arco de puro fluido lançado aos pés da banheira. Então, com um suspiro, ele se deixa afundar na água, agora, morna.

Essa descrição parece mais realista que a história anterior? Mais parecida com o que você poderia esperar? Como você se sente agora? Chocado(a)? Desgostoso(a)? Sente prazer? Ou aceitação? Não pense que essa é a maneira certa de um homem se masturbar. Qualquer maneira é certa. Não existe uma receita pronta para sentir prazer.

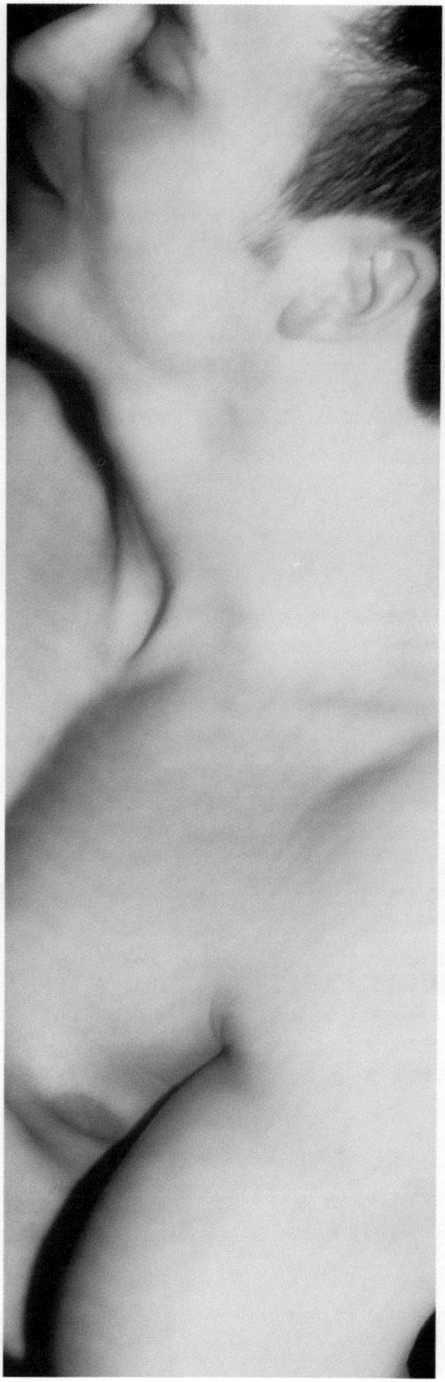

Masturbação feminina

Ela tem 30 e poucos anos, uma mulher de formas generosas. No chuveiro, ela se ensaboa luxuriosamente, fazendo muita espuma, que ela enxágua usando o chuveirinho e sentindo a água escorrer pela pele por bastante tempo. Ao sair do boxe, começa a se enxugar com uma toalha macia e dirige-se ao quarto. Ela retira o lençol de cima da cama e estende uma toalha seca sobre o lençol de baixo. Em seguida, pega uma caixa de lenços de papel e um frasco de óleo de massagem e coloca-os sobre o criado-mudo. Agora, ela se acomoda confortavelmente num círculo de almofadas. Então, começa a esfregar um pouco de óleo no corpo todo, detendo-se especialmente em volta dos seios. Ela aperta e massageia os peitos, e você pode ver como isso lhe dá prazer, porque ela se reclina e relaxa. Na verdade, ela gosta tanto dessas sensações, e se demora um pouco antes de deslizar as mãos para os genitais. Então, com a mão esquerda, ela abre os grandes lábios, expondo o seu interior cor-de-rosa. Usando um dedo da outra mão, ela começa, bem gentilmente, a estimular o seu clitóris. À medida que a excitação aumenta, puxa os lábios para cima e inclina um pouco as costas. Insatisfeita com essa posição, ela passa a mão esquerda por baixo da coxa e, num movimento de baixo para cima, enfia um dedo na vagina. A excitação que sente é tão grande que, quase imediatamente, ela suspira e, com a mão direita, esfrega mais o clitóris. Ao mesmo tempo, levanta os quadris e empurra o dedo esquerdo cada vez mais fundo, suspirando de prazer. Sua cabeça cai para trás, seus quadris estremecem convulsivamente, ela goza mais e mais. Porém, ela não pára de se estimular e de esfregar o clitóris, gozando várias vezes até o clímax terminar por completo. Desajeitadamente, ela retira o braço que estava preso debaixo de seus quadris satisfeitos, une as pernas e descansa, gemendo e suspirando.

Essa é uma masturbação real de uma mulher real. Ela traz alguma surpresa para você? Sentiu-se constrangido(a) ao ver a cena? Ela se parece com alguma coisa que já tenha visto ou experimentado? Procure assisti-la de novo para avaliar suas reações. Depois, leia a próxima história.

Visualize a mesma mulher, novamente tomando banho, esfregando-se com a espuma e deixando a água escorrer abundantemente por todo o corpo. Dessa vez, ela não sai do boxe, pois fica excitada com a água do chuveirinho jorrando contra os seus genitais. Então, abrindo as pernas, ela direciona a água diretamente para a vagina, e sente a água brincando com os lábios e o clitóris. Para aumentar a sensação, ela faz duas coisas. Primeiro, aumenta a força do jato de água e, segundo, usando dois dedos, segura os lábios bem abertos para o jato da água atingir o clitóris. Com os olhos fechados, ela permanece nessa posição por um tempo. Você imagina que o jorro da água está provocando uma sensação muito intensa. Logo, ela começa a aproximar seus quadris do jato d'água. "Oh", exclama ela. "Oh." A sensação não dura muito, mas estava lá. Ela desliga o chuveiro, senta-se ali mesmo no boxe, pressiona as mãos entre as pernas, suspira. "Ah, que delícia", diz.

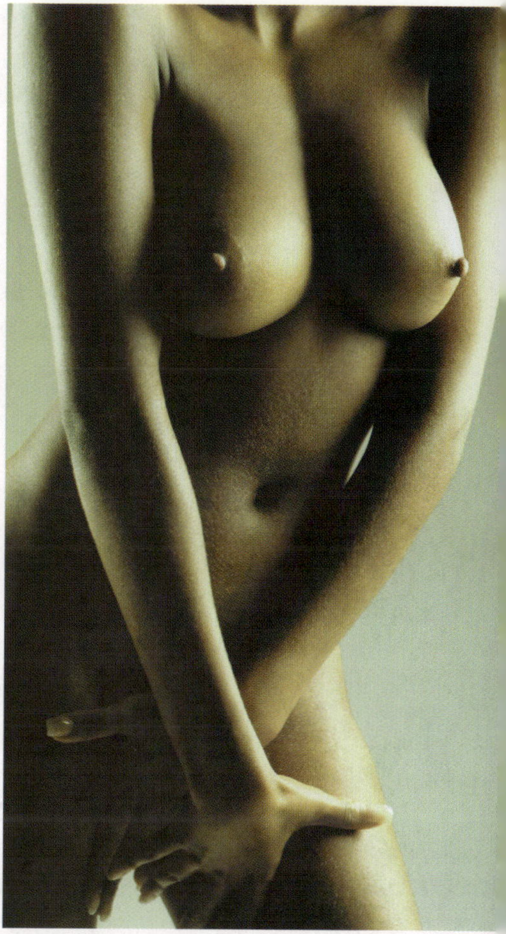

Você acaba de visualizar um tipo de masturbação completamente diferente da história anterior, embora experimentado pela mesma mulher. Existem muitas maneiras de sentir prazer sexual. Os seres humanos são bem criativos. De quantos modos diferentes você já se masturbou? Se nunca teve uma experiência assim, talvez agora queira experimentar, não?

Deixando rolar o sexo

Um casal de 35 anos de idade está deitado num colchão na sala de estar. O colchão está coberto com um tapete de pele de carneiro, vasos de plantas estão espalhados por todo o lugar, e, pelo sol que atravessa a janela sem cortinas, você sabe que é uma linda tarde. Você olha pela janela e descobre, com alívio, que se trata de um segundo andar e que ninguém pode espiá-los. "Hoje, quero lhe dar algo especial", diz a mulher, exibindo um frasco de óleo perfumado. Ela espalha o produto por todo o corpo dele, massageando-o firmemente por bons dez minutos, deslizando as mãos em suas costas. Quando ela o vira para massagear seu peito, você nota que ele tem uma ereção. Ela sorri e continua a massageá-lo, também tocando o membro dele. Quando você olha para o rosto do homem, observa que os olhos dele estão vidrados de prazer. Então, ele muda sua expressão e decide dirigir a ação. "Vem cá", diz ele, puxando o corpo nu da sua mulher por sobre o dele. Ela desliza no óleo que logo cobre a pele dos dois. A ereção dele está cada vez mais intensa, como nunca antes. Então, ele empurra o corpo da mulher para baixo, de modo que seu membro fique preso entre as pernas dela, para se soltar logo depois, quando ele a puxa de volta para seu peito. Para cima e para baixo, até que ficam ofegantes e suados. "Está muito quente aqui", murmura ela, secando com a mão o suor do próprio rosto. "É como eu gosto", responde ele, abruptamente agarrando os braços dela e virando-a no colchão. Sem esperar por uma reação, ele coloca sua grande mão entre as pernas dela e começa a esfregar seu punho para cima e para baixo, em movimentos enérgicos. Em certo ponto, ele pára, molha sua mão com a própria saliva e esfrega nos órgãos genitais dela. Ela respira ainda mais ofegante, enquanto ele fricciona os lábios e o clitóris para trás e para a frente. Ele a coloca de quatro e penetra a vagina por detrás. Seu punho continua a estimular os genitais dela pela frente, enquanto ele a golpeia por trás, como se fosse um pé-de-cabra. A nuca dela arqueia-se para cima, sua boca se abre e, de repente, solta um grito penetrante, e mais outro e outro. Ela geme e suspira alto. Seu corpo todo estremece e se contorce com a força do seu orgasmo que, a cada contração, lança seu corpo para a frente e depois para trás. Ela não pára até que aqueles gemidos enfraquecem e ela mal consegue se mexer. Nesse momento, seu parceiro, que continuava a penetrá-la tão vigorosamente que ela havia se movido no colchão, vibra com o próprio clímax, exclamando "oh" a cada contração de sua ejaculação. Pouco

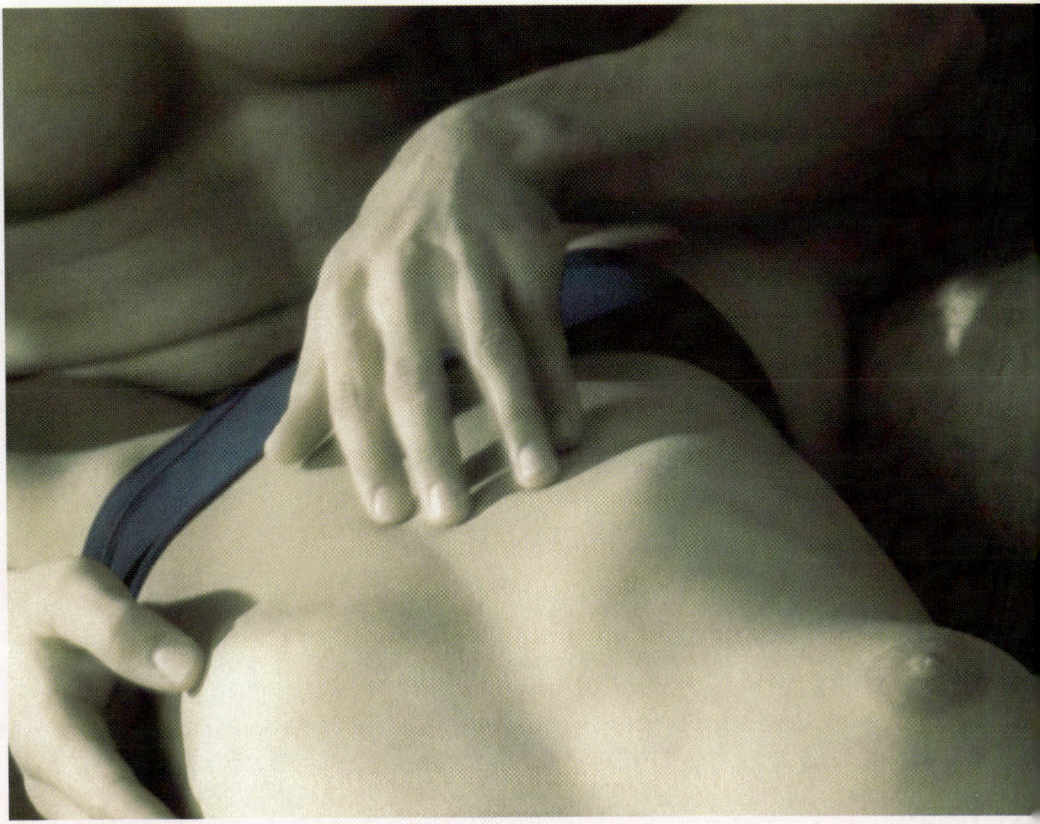

depois, exaustos, ela se abriga nos braços dele e olha-o com enorme satisfação. "Humm", murmura ela. "Humm", sussurra ele, fechando os olhos.

É assim que você faz sexo? Você é capaz de deixar rolar como fez esse casal? Ou o seu estilo é mais calmo e menos agressivo? Como você se sente em relação a esse tipo de sexo selvagem? Poderia ser uma opção para você?
Se sua resposta for não, por que não? Você teria medo? Ficaria extremamente excitado(a)? Ou, talvez, a próxima visualização lhe seja mais familiar?

A transa da fada

Um quarto de hotel, a porta se abre e uma mulher de baixa estatura, de cabelos escuros, entra, seguida por um homem corpulento e mais velho. Você logo percebe que ela é japonesa. Os dois deixam suas malas e ela se senta na cama. "É boa", exclama ela, enquanto experimenta a maciez do colchão. "Boa e macia." "Bom", responde ele. "Poderei dormir." O casal se acomoda. Ela veste sua camisola branca, ele, a calça do pijama. Deitam-se e, no momento em que ele vai apagar a luz, ela o detém. "Ainda não, querido." Ele parece contrariado, mas concorda. Ela se inclina sobre o parceiro e beija-o. Ele corresponde, um tanto relutante. Você até pode vê-lo dar uma olhada no relógio. Mesmo assim, ele a beija também. Encorajada, ela o beija novamente e, dessa vez, ele a abraça mais forte. Beija-a longa e apaixonadamente, tão apaixonadamente que o corpo pequeno dela começa a se contorcer dentro da camisola. "Tire a roupa", diz ele, enquanto puxa a lingerie pela cabeça dela. Sem a peça, você percebe que o corpo daquela jovem é perfeito, mas em miniatura. Colocada contra o corpo bem maior do marido, ela parece uma fada. Ele continua a beijá-la, enquanto a ergue para cima de si. Ele empurra a mão dela para dentro da sua calça. Porém, ela desliza por seu corpo e tira o pijama dele. Lá está o seu pênis ereto; ele é bem grosso, com uma grande cabeça. "Vem cá, querida." Ele se ajeita com impaciência entre as pernas da mulher, esfrega-a rapidamente com o dedo indicador, pára e olha para seu membro, que está brilhante e molhado. "Humm", murmura ele, e enfia o dedo na própria boca. Ele flerta com ela que, embora tímida, gosta. Ela demonstra sua excitação, esticando-se sobre o corpo do marido, até ele cobrir a bunda dela com suas grandes mãos e, gentilmente, empurrá-la em direção ao seu grande pau. Com as pernas abertas, ela geme enquanto sua pequena xoxota recebe a grande ereção. Assim, sentada sobre ele, ela se move vigorosamente para cima e para baixo. Você consegue ver aquele grande pênis penetrando-a, enquanto a bunda dela se mexe freneticamente. "Beije-me, querida", pede o homem. Ela se estende sobre ele e, assim, beijam-se com paixão, até que ele a puxa para cima e para baixo, esfregando-a contra ele. "Não pare", geme ela. Então, seu pequeno corpo pára subitamente. Ela não diz uma palavra, mas sua boca entreaberta segura um grito surdo. Ele a observa com amor. Quando ela termina, ele retira o pênis de dentro dela e a beija carinhosamente. "Melhor agora, querida?", provoca ele. Ela sorri, também carinhosamente. "Não quer

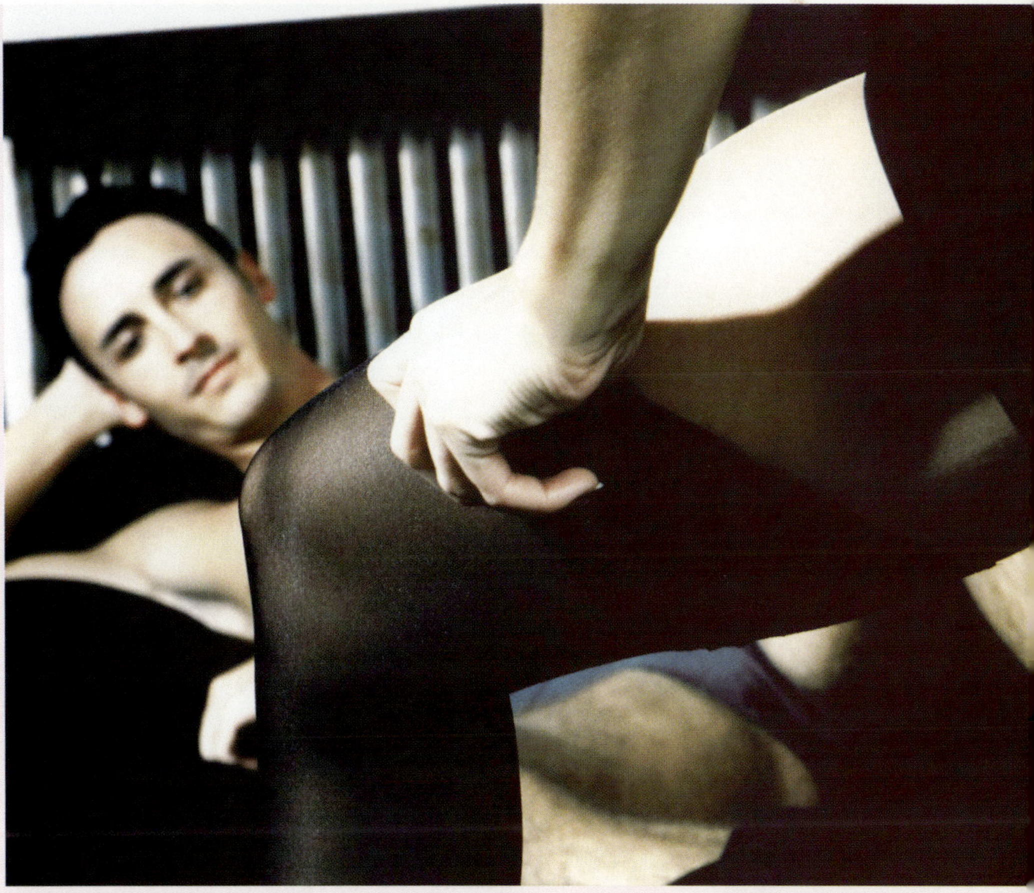

gozar?", pergunta ela. "Não, acho que não quero", responde ele. "Vou me guardar para uma outra vez."

O que você esperava que acontecesse com esse casal? Chegou a pensar que o homem poderia tirar alguma vantagem dela? Em sua opinião, quem é o protagonista nessa história? Como se sente em relação a esse tipo de relacionamento sexual? É estranho? Ou é familiar? Você gosta desse tipo de sexo? Gostaria de experimentá-lo? Para você, essa relação é mais aceitável do que a história anterior?

Cunilíngua

Vemos um jovem alto e magro, de longos cabelos lisos e bigode, caminhando de mãos dadas com sua namorada de cabelos compridos em direção ao quarto. Do lado de fora, paramos um instante para ouvir o que se passa lá dentro. Ele a está convencendo a tirar a roupa. Ela se recusa, diz que está ocupada. "Ah, vem cá, meu bem", suplica ele, "vamos namorar". Mais um pouco de insistência e ela concorda, ainda que um tanto relutante. Entramos no quarto enquanto eles se deitam. Eles se beijam e se acariciam, mas ela ainda não está muito interessada. O jovem, então, olha para a namorada: "Eu sei o que você quer". Sem dizer mais nada, ele desliza pelo corpo dela e abre-lhe as pernas. Podemos ver os órgãos genitais da mulher, abrigados numa moldura de fartos pêlos escuros. Ele estende o braço esquerdo por cima dela para que, com o cotovelo dobrado, sua mão possa alcançar o púbis. Então, usando o polegar e o dedo indicador, desbrava o monte pubiano expondo o pequeno e brilhante clitóris. Ela estende as mãos sobre a cabeça dele, entrelaçando os dedos em seus cabelos, enquanto ele pressiona a língua contra o clitóris. "Oh, sim", exclama ela. Agora ela está interessada. A língua dele percorre todo o seu clitóris para cima e para baixo, e de novo de cima até embaixo. Agora, seu clitóris não é mais tão pequeno. De fato, você pode vê-lo inchar até o dobro do seu tamanho normal. Ele continua a lambê-lo de um lado para o outro e, então, em movimentos circulares. A respiração dela se acelera, sua mão esquerda esfrega os seios. Ele a espia e vê que os olhos da amante estão fechados e que ela está em um transe de prazer. Ele continua a esfregar o clitóris com a língua de todas as maneiras. Ela adora tudo isso e curva as pernas sobre a cabeça do namorado, quase o sufocando. A língua dele continua a estimulá-la até que ela começa a mexer os quadris. "Mais, por favor", murmura ela. "Mais." Ele acelera ainda mais os movimentos da língua, para cima e para baixo. Finalmente, ela grita: "Estou gozando, estou gozando!" e, então, geme: "Oh", "oh", "oh", enquanto a bunda e os quadris tremem de prazer. Ele está a ponto de parar. "Não", sussurra ela, empurrando a cabeça dele para baixo. "Continue." Ele atende ao seu pedido e, assim, pode ver que ela ainda estremece de gozo várias vezes. Finalmente, ela o libera e puxa-o para cima, seus rostos agora estão próximos. Você nota que ele está quente e suado, e que a boca e o queixo dele estão lambuzados dos fluidos dela. "Você é maravilhoso, querido", diz ela, segurando-lhe a cabeça e beijando-o direta-

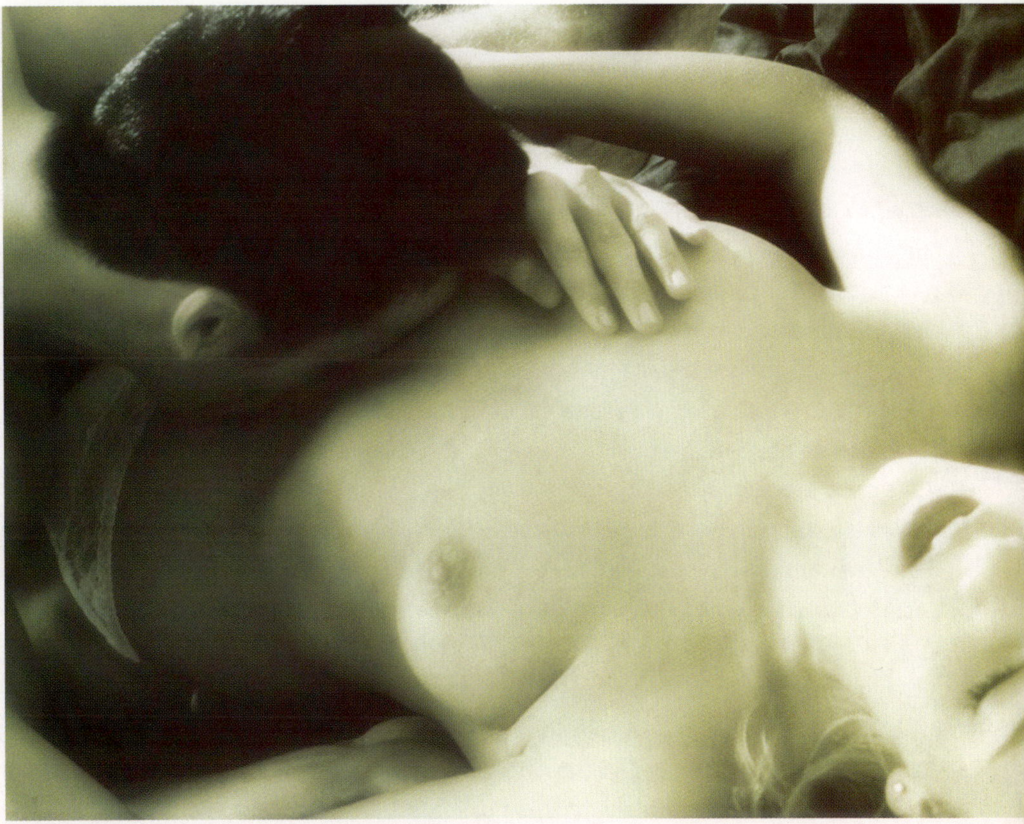

mente em seu próprio lubrificante do amor. Agora, é a vez de ele procurar seu orgasmo fazendo a posição papai-e-mamãe.

É desse modo que você faz sexo oral? Você usaria técnicas diferentes das descritas nessa história? Como se sente com toda essa mistura de fluidos e o toque entre lábios e genitais? Como se sente com a idéia de experimentar os fluidos corporais de outra pessoa? Já experimentou os próprios fluidos? Se não, pense por que não. Dê uma chance a essa idéia.

Felação

Agora, focalizamos uma mulher mais velha com um rapaz, cerca de vinte anos mais novo que ela. Embora na meia-idade, ela tem uma aparência jovem. Eles andam nus pela sala, com taças de vinho nas mãos. Riem e se tocam carinhosamente enquanto se dirigem para o sofá. Ela aponta para o móvel e, rindo, empurra-o para ele se sentar. Ele bebe um grande gole de vinho e deixa a taça na mesa ao lado. Sorri satisfeito, bem contente e ansioso com o que está por vir. Com a mão aberta, dá umas palmadinhas no assento, convidando-a a se sentar ao seu lado, mas ela prefere se ajoelhar à sua frente. Nessa posição, ela o puxa para si, de modo que metade dos quadris dele fica para fora do sofá com os genitais oferecendo-se para ela. Nenhum dos dois parece nem sequer remotamente constrangido, muito ao contrário: a expressão de ambos antecipa o momento de real prazer que irão compartilhar. Então, ela abre as pernas do seu amante e leva a boca até o pênis flácido. Do jeito que está, assim pequeno, parece se encaixar bem. Ela sorri com a boca cheia e, segurando a base do membro com uma das mãos, retira a sua boca. Ao mesmo tempo, ela desliza a outra mão por baixo dos testículos, massageando-os. A reação dele é quase imediata e seu pênis cresce diante dos seus olhos. Mais algumas chupadas e esfregadas e sua ereção é tão sólida e intensa que parece já estar a ponto de explodir. Então, ela pára, afasta o rosto e olha para a ponta do pênis, agora de um roxo-escuro. A entrada do membro está lustrosa e lubrificada. Ela o aperta delicadamente e gotas de fluido emergem do diminuto orifício. “Não pare”, murmura ele, empurrando a cabeça da mulher de volta para baixo. Agora, ela desliza a cabeça de cima para baixo, até encontrar a própria mão agarrada na base do pênis. Assim, começa a sugá-lo vigorosamente, como um aspirador, enquanto sua mão desliza para cima para encontrar a boca que desce. Essa combinação de movimentos contrários o leva à loucura e, assim, ele ejacula em sua boca. Ela permanece na mesma posição e recebe aquele gozo na boca. Quando o pênis amolece devagar, ela o retira e, então, cospe o jorro em um lenço de papel. Ele está reclinado no sofá, cabeça para trás, ofegante. Cansada, ela repousa a cabeça na coxa nua dele. Seu pau, agora flácido de novo, brilha com saliva e esperma. Devagar, ele toca as suas costas. Ela acena com a cabeça, em silêncio. Eles não precisam dizer nada. Estão à vontade.

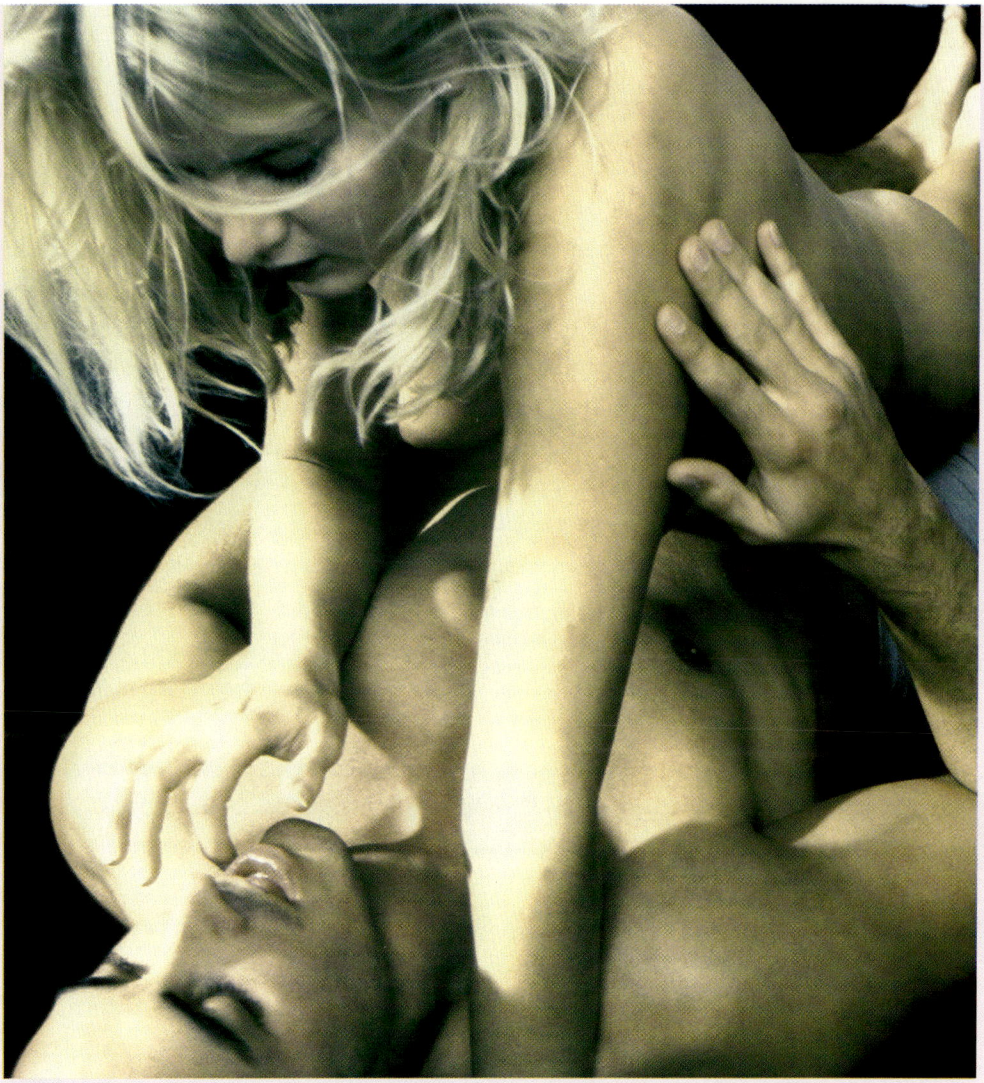

O que você pensa sobre essa história? Ela lhe parece uma cena normal de sexo oral? Como se sente a respeito do relacionamento entre uma mulher mais velha e um jovem rapaz? Que pensamentos e emoções passaram por sua cabeça? Havia algo que lhe pareceu errado na cena? Você seria capaz de praticar a felação?

Homossexualismo masculino

Espalhados numa cama enorme, dois rapazes *gays* folheiam uma revista. Ambos têm cerca de 30 anos, corpos malhados, sendo um mais alto que o outro. Um tem a cabeça raspada, enquanto o outro prefere um corte juvenil. Estão nus e suas bundas brancas brilham intensamente em contraste com o resto dos seus corpos. Você espia o que estão lendo. Na verdade, eles olham as páginas centrais de uma revista *gay*. Na foto, aparece um ator de filmes pornográficos jovem, bonito, bem tratado e excepcionalmente bem dotado. Os dois riem enquanto um mostra a foto para o outro. Porém, logo se cansam dela e procuram por outras, até que param em uma página. Você percebe que ambos se excitam. O rapaz mais baixo sorri e, então, esfrega a mão do parceiro em seu pau, agora ereto. O que os deixou tão excitados? Olhando por sobre os ombros dos dois homens, você vê uma série de fotografias que mostra um negro musculoso deslizando o seu musculoso pênis entre as nádegas de um rapaz branco. As fotos revelam o entra-e-sai da penetração, e a última delas mostra o homem negro, cabeça jogada para trás, agarrando o outro pela cintura e forçando seu corpo para a frente enquanto, evidentemente, ejacula.

"Gosto disso", exclama o rapaz mais alto. "Sim", o outro concorda, virando-se para o seu amigo e beijando-o na boca com paixão. Eles se beijam na boca, na nuca e no peito, enquanto esfregam e puxam o bico dos mamilos um do outro. O primeiro rapaz abaixa a cabeça e começa a chupar o peito do parceiro até este suspirar de prazer. Porém, o mais alto perde a ereção. Vendo isso, o outro se ajoelha e rapidamente chupa e estimula o pau do seu parceiro. A ereção retorna, inflando como um balão. Então, o homem maior molha sua mão com a própria saliva, esfrega-a nas nádegas do parceiro e, em seguida, desliza o dedo indicador, também molhado de saliva, na abertura do outro. Ele esfrega, gira e avança mais e mais fundo na bunda resistente do parceiro. "Pare, espere", pede ele quando o dedo pressiona demais. Mas não demora muito para aquele dedo desbravador voltar a explorar e alargar o traseiro em flor do amigo. Ele move, esfrega o dedo dentro do ânus, estimulando essa região tão sensível. "Oh, meu Deus", grita o parceiro. "Oh, meu Deus." Ao ouvir essas exclamações de prazer, o homem maior conclui que o parceiro está pronto para recebê-lo, assim, untando o próprio pau com saliva; cuidadosamente empurra o pênis no traseiro indefeso do outro. Este, ainda de costas sobre a cama, levanta as pernas bem alto, enquanto o amigo o pene-

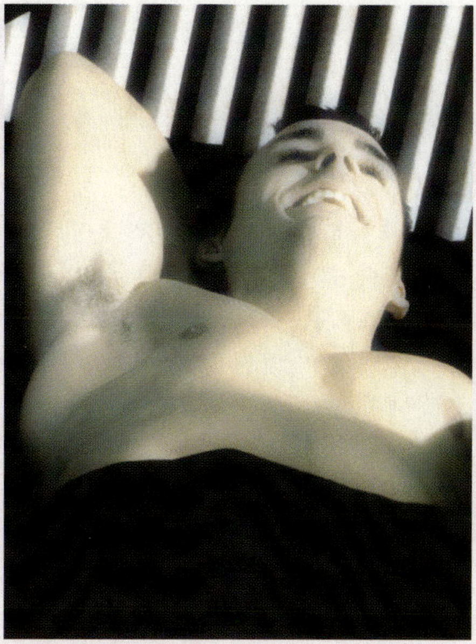

tra, como se estivessem tendo uma relação heterossexual. À medida que o primeiro empurra mais fundo, o outro gira os olhos de tanto prazer. Depois de uma tentativa, ajeitam-se e, logo, o primeiro homem reinicia a penetração, enquanto o outro o abraça com as pernas. Bastam umas quatro estocadas para que o rapaz embaixo estremeça com o próprio orgasmo. Com as mãos, ele procura pegar a ejaculação que se espalha por seu peito. O rapaz alto olha para baixo e gosta do que vê. Então, joga a cabeça para trás, dá uma última estocada e goza. Depois que o sexo termina, os dois homens descansam juntos. O primeiro olha para o parceiro, beija-o no rosto e diz: "Foi ótimo, querido", e você sabe que ele fala a verdade.

Para você, a história parece pornografia ou não? Essa cena lhe é completamente estranha, ou lhe provoca fascinação? Não duvide que homens possam fazer sexo dessa maneira, porque podem e fazem. Poderia imaginar-se fazendo essas mesmas coisas? Não é porque você consegue se imaginar nessa cena que irá protagonizá-la de verdade um dia. Muitas pessoas são bissexuais, mas, devido a condicionamentos sociais, permanecem reprimidas. Ou esse nunca foi o seu caso e jamais quis saber nada sobre esse tipo de sexo? Examine seus sentimentos. Qual é a sua classificação na escala de inclinação sexual? Gay, bissexual ou hétero?

Lesbianismo

A primeira coisa que você ouve são risadas estridentes e batidas dos pés. Depois, mais risadas, gritos e um sonoro "Te peguei". São sons de pega-pega, de cócegas e de alguém gritando histericamente. Ao espiar pela porta, você vê duas mulheres em seus 20 e tantos anos, uma com o porte corporal médio, a outra bem magra, correndo pela sala, uma atrás da outra. Elas vestem blusas de algodão justas ao corpo e calças largas. A magra, de cabelos curtos encaracolados, tomba no sofá, onde recebe cócegas impiedosas da outra. Ela ri tão convulsivamente que logo implora à amiga para parar. "Se você não parar", grita ela, "vou fazer xixi na calça. Não consigo me controlar. Por favor, por favor", implora ainda uma vez. "Ah, já estou vendo a sua calça molhada", zomba a amiga, fingindo ver uma mancha. "Não está vendo nada, está?", diz ela ainda rindo, num misto de medo e dúvida. "Claro que não", diz a parceira, interrompendo a brincadeira. "Graças a Deus", suspira aliviada. Exausta, ela descansa nos ombros da amiga por alguns instantes e, então, aproxima a boca do pescoço dela. Ela o acaricia, beijando e dando suaves mordidinhas. A parceira deixa-se perder na sensação, até girar a cabeça rapidamente, enquanto leva a mão ao queixo da magra para envolvê-la num longo beijo. Esta se derrete toda como gelatina num dia quente de verão, até cair no colo da amiga. Ela pára, olha a outra e sorri, sentindo o seu poder sobre a outra. Lentamente, ela se inclina e beija a magricela nos lábios. Então, morde-a forte o bastante para que a magra grite e se afaste. "Por que fez isso?" "Porque você é muito boa para se comer", responde a amiga. "E é justamente o que eu vou fazer". Diz isso e sai em perseguição à magricela por toda a sala. Quando ela consegue pegar a outra, é a vez da magricela beijá-la e mordê-la. "Piranha", grita a amiga, mas ela sorri. Segurando os braços da magricela para trás, desfaz o laço da calça dela, que desliza por suas pernas. Já sem a peça, você pode ver que em seu púbis quase esquelético há um tufo de pêlos de um vermelho intenso. A amiga olha admirada. "Você sabe que é linda", diz a amante, enquanto tira a própria calça. Então, conduz sua parceira de volta ao sofá. Voltam a se beijar sensualmente. "Me esfrega, querida", sussurra a magricela. A parceira obedece. Ela começa a esfregar aqueles pêlos flamejantes para a frente e para trás, muito suavemente, como se estivesse apenas roçando a superfície dos órgãos genitais da outra. Então, com movimentos circulares, a amante estimula o clitóris da magricela, que se excita cada vez mais até alcançar o orgasmo. Você pode observá-la contrair-se toda em espasmos de prazer. Seus gritos são quase urros. Lenta e silenciosamente, ela se aquieta. Sua amante repousa calmamente ao seu lado. Por fim, a magricela abraça a parceira e diz: "Eu te amo, querida".

Essa cena lhe parece mais chocante ou menos chocante do que a história dos dois rapazes fazendo sexo? Há nela algo inesperado para você? A idéia de uma relação amorosa entre duas mulheres lhe parece errada ou é totalmente natural para você? A cena excitou você, provocou-lhe repulsa ou deixou-o(a) indiferente? Como se sente agora? O que acha do fato de uma das mulheres não ter gozado?

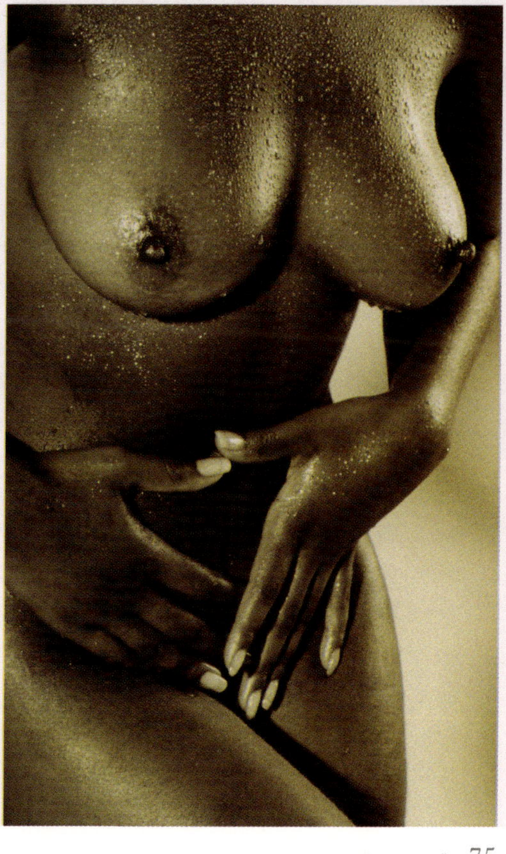

Sexo a três

Estamos em uma festa. As pessoas dançam, bebem, fumam e conversam animadamente, procurando falar mais alto do que o burburinho. Nossos olhos se aproximam de um pequeno grupo, sentado em um enorme sofá no fundo da sala, um tanto escondido pela multidão que enche o lugar. Os três não falam muito, apenas sorriem, bebem vinho e observam. São dois homens bem afeiçoados, cabelos escuros, com 30 e tantos anos, vestindo camisetas e calças pretas, e uma mulher por volta dos 40 anos, vestindo uma frente única e saia longa. Por entre a fumaça dos cigarros, você nota que um dos homens acaricia a mão dela, enquanto o outro toca suavemente a coxa da mulher sob a dobra do tecido. Além disso, os dois rapazes também se acariciam. Ninguém tem pressa. A mulher pousa sua taça de vinho na mesa e se recosta confortavelmente. Eles trocam mais carinhos. Ela fecha os olhos e entrega-se ao toque dos homens, gemendo baixinho de prazer. Um deles se inclina e a beija na boca. Ela corresponde ardorosamente. Os dois homens trocam olhares. Um deles acena, apontando para cima. "Vamos subir", sugere. O outro concorda com a cabeça, envolve-a com firmeza e diz: "Vamos, Hilda". Ela sorri e pega a bolsa. Os três cruzam a sala lotada sorrindo para os demais e sobem as escadas até um quarto vazio e silencioso. Trancam a porta e se dirigem para a cama. À meia-luz, um dos rapazes a abraça por trás e ela se abandona em seus braços. O outro abraça os dois pela frente. Ele está de frente para a mulher, mas seus braços tocam seu amigo. Ela o abraça e beija-o. Longos beijos depois, os homens tiram as calças. Quando ela começa a desatar seu vestido de festa, um deles a detém. "Não", pede ele, "deixe assim". Diz isso e, ao mesmo tempo, ajuda-a a tirar a calcinha. Enquanto um continua a beijá-la e a tocá-la por entre as roupas, o outro levanta a sua saia para acariciar a sua bunda. Inclinando-se para a frente, ele curva o braço sob a saia e, pelos movimentos do tecido, você sabe que ele está esfregando sua vagina. De vez em quando, conseguem-se ver suas longas pernas no sobe-e-desce da saia. Ela suspira, geme e fica cada vez mais excitada a cada minuto. Os gemidos viram gritos, e os gritos são cada vez mais altos. Os homens lhe dizem o quanto ela é bonita, e quanto mais falam sobre o quanto a desejam, mais excitada ela se sente. Nesse momento, um dos homens senta-se no chão, atraindo-a para si. Tirando a cueca, ele se deita, ela de quatro sobre ele e, assim, lentamente penetra sua boceta. O segundo homem, por trás dela, ajuda-a a se encaixar. Ele segura os

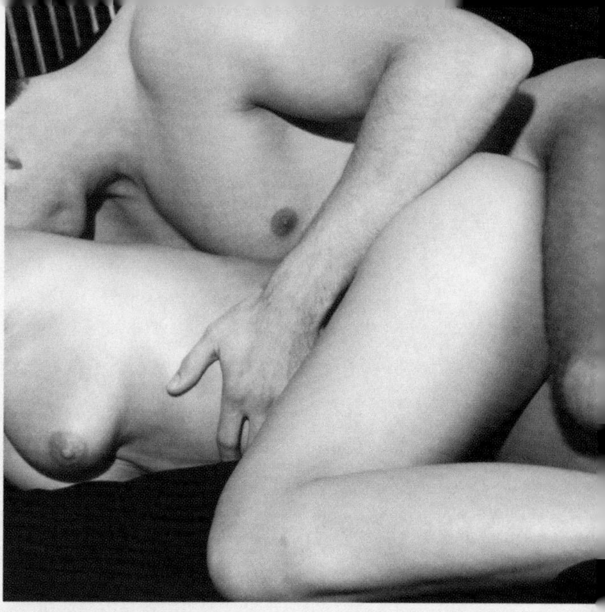

quadris da mulher, enquanto olha o parceiro, que sorri. O homem atrás agora levanta a saia dela e, devagar, introduz o pênis entre suas nádegas. Ele consegue penetrá-la sem grande dificuldade. Você tem a impressão de que ela já fez isso muitas vezes. Para ela, a sensação de ser penetrada pela frente e por trás é boa demais. Ela permanece quase imóvel enquanto o homem às suas costas penetra-a e, rapidamente, atinge o clímax. Assim que ele goza e retira o seu membro, o outro que, até então apenas observava, começa a se mexer. Então, ele a estimula a mover os quadris para cima e para baixo. Ao mesmo tempo, com o dedo, ela se masturba. Rapidamente, ela atinge o orgasmo e o homem debaixo dela, vendo-a gozar, segura seus quadris e ejacula bem fundo dentro dela. Ambos gritam de prazer. Quando tudo acaba, o rapaz de trás ajuda a mulher a se limpar com um lenço e depois ajuda o seu amigo. Por um tempo, os três descansam juntos, ali no chão, até um deles exclamar: "Deveríamos voltar para a festa".

É assim que você imaginava o sexo a três? Se não, como é a sua versão? Gostaria de experimentar esse tipo de sexo ou isso é só para os outros? Há algo nessa cena que o desagrada? Para você, que papel a mulher desempenha ali? Em sua opinião, o que ela significa para os dois homens? Como acha que ela se sente depois da experiência?

Sexo maduro

Um casal bem mais velho bebe chá e fuma. Estão nus. Você acredita que ela deve ter uns 60 anos e ele, provavelmente, 70. Seus corpos mostram as marcas da idade, mas estão bronzeados. Seus rostos se iluminam quando sorriem, mostrando que são muito atraentes. Eles demonstram ter muito afeto um pelo outro. Suas mãos se tocam muitas vezes, beijam-se, abraçam-se e brincam juntos. Finalmente, ela se levanta e o puxa para segui-la. Ambos sorriem enquanto se dirigem ao quarto. O casal passa uma boa meia hora acariciando-se, suas mãos passeando livremente por seus corpos; ela faz muito sexo oral até que ele consiga uma boa ereção. Quando ele goza antes dela, ele continua a masturbá-la até que ela atinja o orgasmo. Eles se mostram à vontade, naturais e abertos em relação a seus corpos. É evidente que os dois têm prazer de estar juntos. Quando terminam, você conclui que eles têm um ótimo casamento. Você quase é capaz de sentir a afeição sincera que eles demonstram um ao outro pelo sexo. Por isso, surpreende-se quando ouve que eles não são casados, mas apenas bons e velhos amigos.

JUNTE-SE AOS MADUROS

É uma atitude menos crítica em relação ao sexo que lhe permite olhar para diferentes situações e problemas sexuais com maior tranqüilidade do que antes. Você pode experimentar uma nova atitude, conversando sobre sexo com seu parceiro ou parceira. Eu não estou sugerindo que você aborde detalhes de modo explícito que possam vir a chocá-lo(a) ou ofendê-lo(a). Contudo, vocês são maduros agora. Deveriam ser capazes de se sentir à vontade para conversar sobre sexo.

Você se choca ao ver um homem e uma mulher tão velhos fazendo sexo fora do casamento? Como você acha que eles se sentem por não ter corpos perfeitos? Uma coisa é ter um parceiro antigo e se acostumar à forma do seu corpo ao longo do tempo. Mas, o que dizer de um parceiro recente? O que ele ou ela pensará de nossas imperfeições? Mesmo assim, esse casal parece muito bem junto. O que faz com que eles se comportem desse jeito?

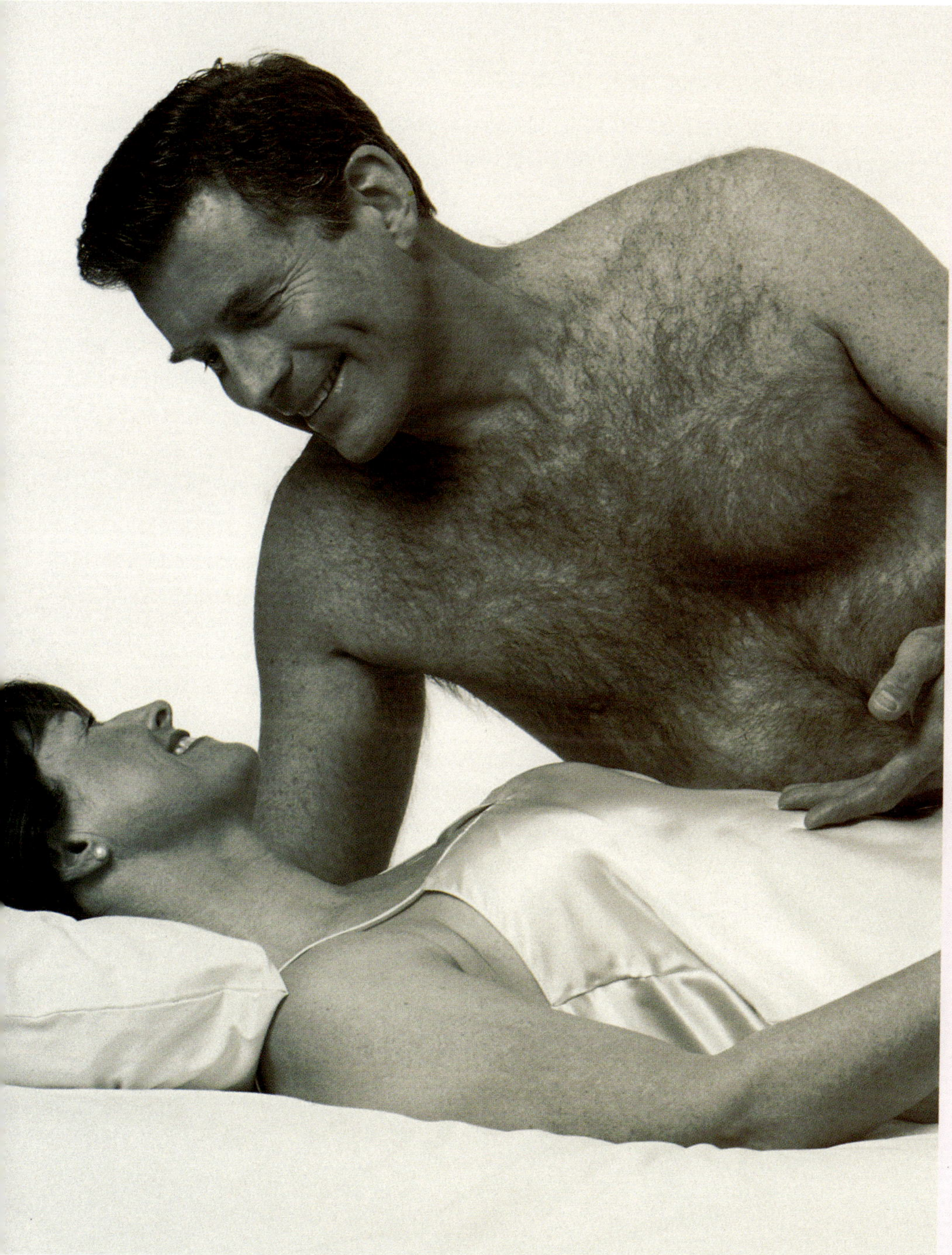

O que você aprendeu até aqui

Você acaba de ler uma pequena série de visualizações. Espero que, agora, você comece a perceber qual é o meu objetivo. Provavelmente, você leu essas visualizações sozinho(a). Observou alguma diferença no modo como se sentiu em relação às últimas descrições, comparado aos sentimentos que experimentou no início da série? Sentiu-se menos excitado(a) à medida que prosseguia a leitura? Sentiu-se mais capaz de olhar as cenas desapaixonadamente?

Se você não percebe mudanças significativas em suas reações talvez seja porque a seleção de histórias disponíveis neste livro é pequena. Nesse caso, sugiro que você as releia. Depois disso, gostaria de sugerir que as relesse mais uma vez, porém acompanhado(a) de outra pessoa; leiam e, em seguida, discutam as histórias. Entre cada tema, pare e discuta o que se passa em sua mente e expresse seus sentimentos, recordações, medos e esperanças que as visualizações manifestaram em você.

Você sabe que suas atitudes em relação ao sexo estão se transformando no momento em que consegue conversar sobre seus tabus abertamente, sem qualquer constrangimento ou vergonha.

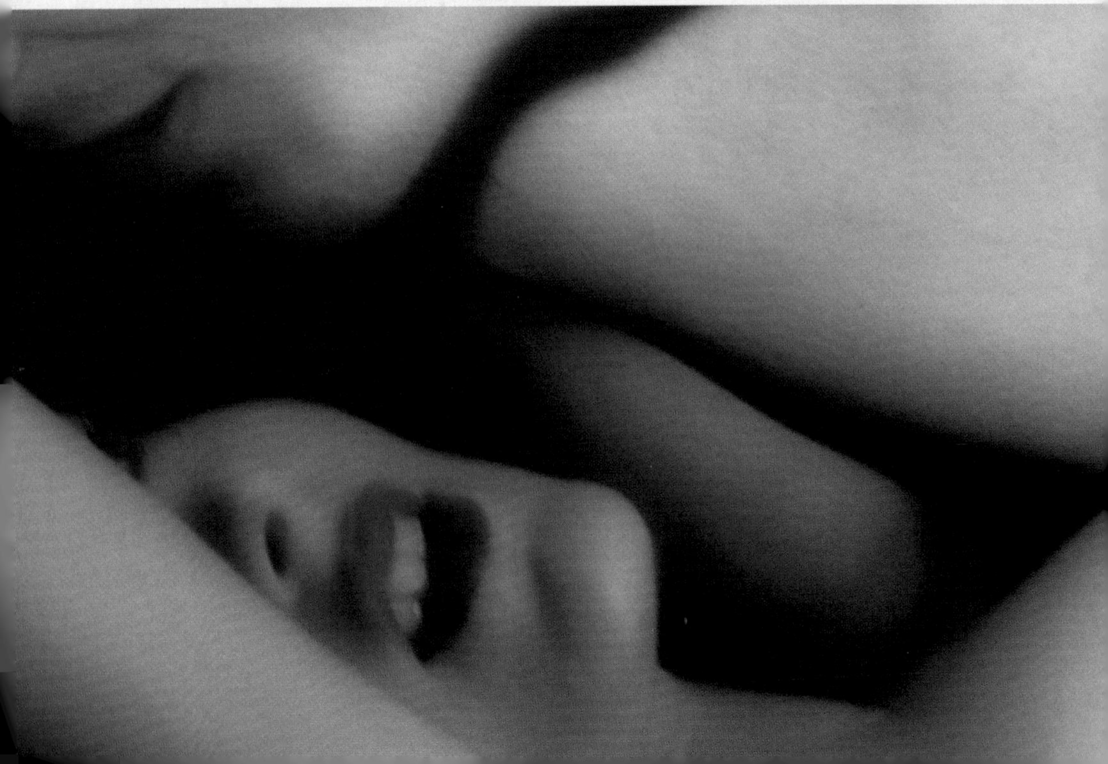

Evidentemente, é preciso moderar as discussões àquilo que a outra pessoa é capaz de aceitar. É possível falar explicitamente sobre sexo sem usar palavras rudes, de um modo bastante aceitável. Quando você se sentir à vontade com o sexo, outras pessoas também se sentirão da mesma maneira.

Para você não pensar que incluí essas visualizações neste livro como simples pornografia, eis a teoria que está por trás disso tudo: você só se acostumará com diferentes comportamentos sexuais quando eles se tornarem familiares para você. Assim, em vez de vê-los como vergonhosos, você passará a entendê-los apenas como atos sexuais. O sentimento de culpa que você inconscientemente trouxe para essas histórias desaparece. Por isso, a razão de eu ter incluído tais visualizações aqui é oferecer-lhe uma noção de como o programa de reestruturação da atitude sexual (RAS) opera, claro, com maior eficiência, pois usa os próprios filmes.

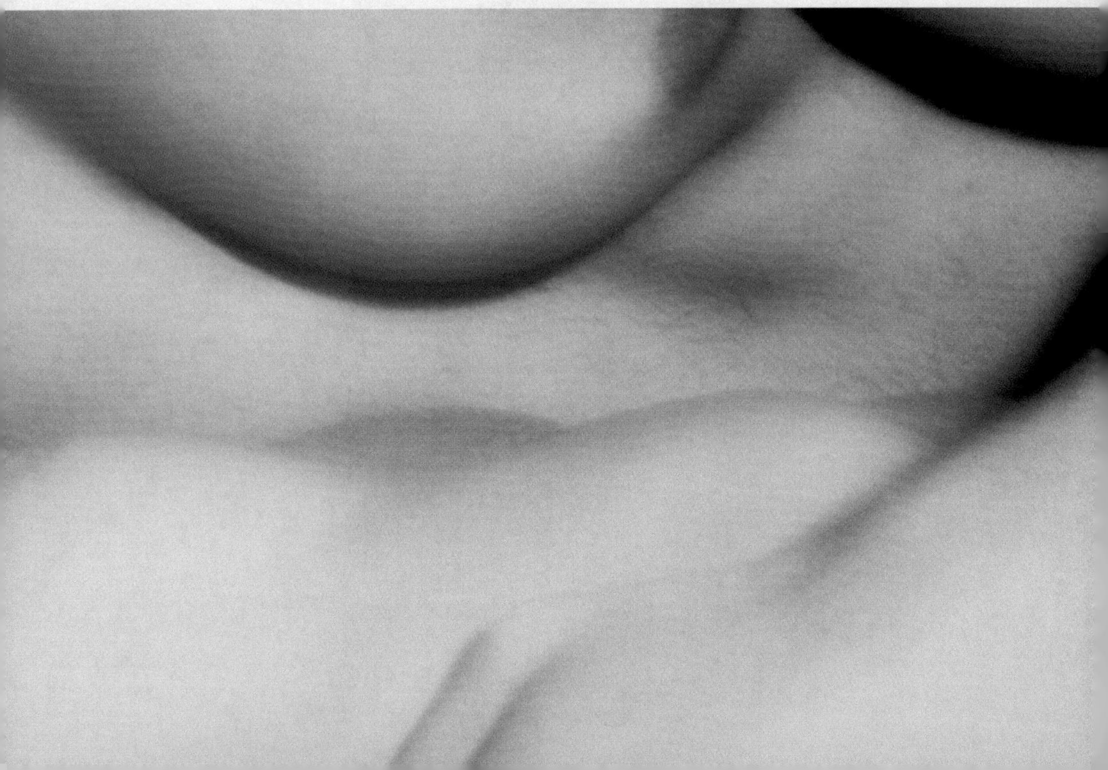

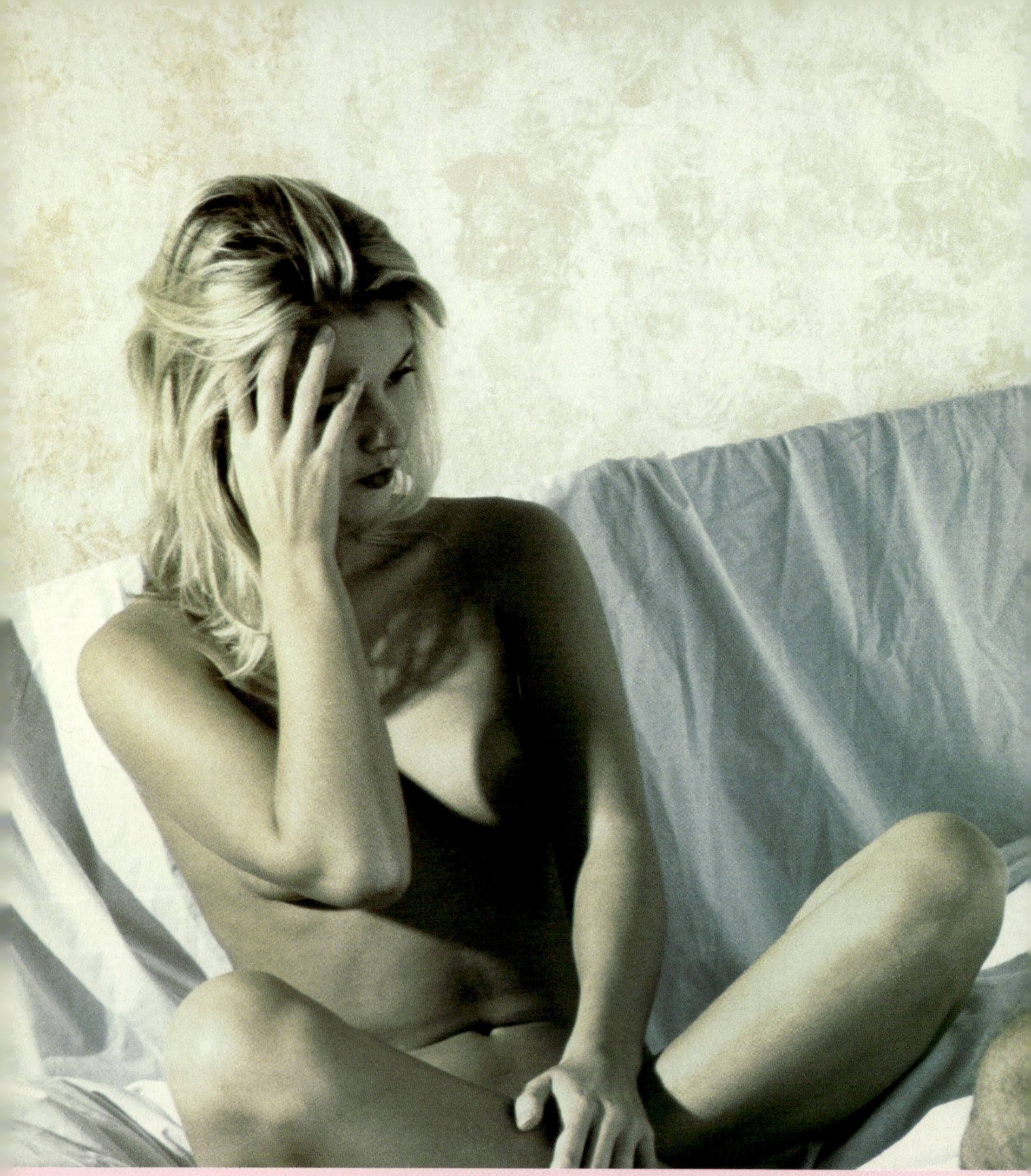

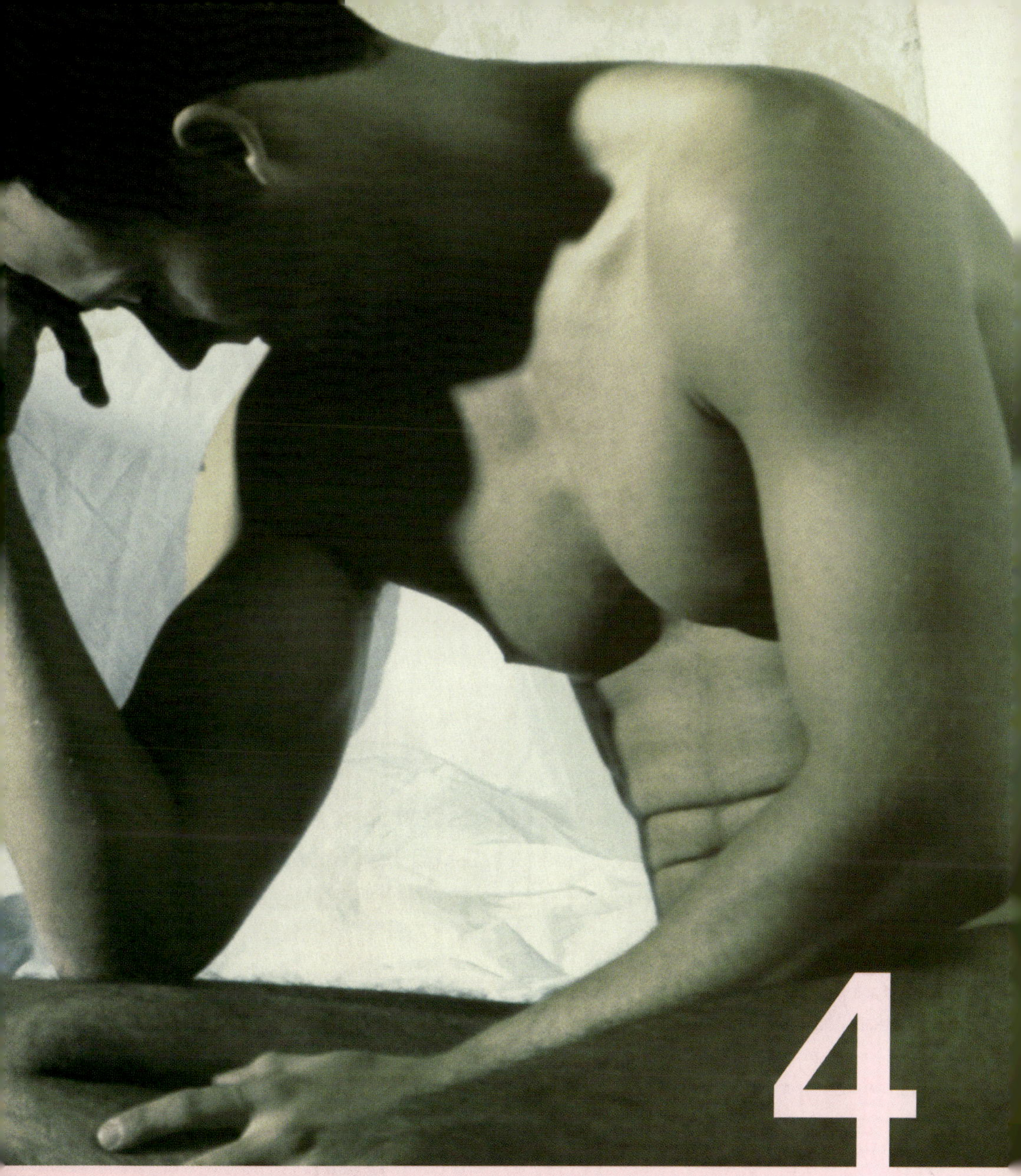

4

Quando o sexo não vai bem

Quem está no controle do seu corpo?

Você já sonhou em ter seu parceiro ou parceira apenas vestido(a) com uma máscara negra, amarrar suas pernas e braços abertos na cama e, assim, transar loucamente com ele ou ela? Por favor... admita. Aqui, você pode confessar suas fantasias porque ninguém jamais saberá. Porém, mesmo sem admitir, aposto que você nunca ousou tornar seu sonho uma realidade. Imaginar é uma coisa, realizar é outra bem diferente. Então, o que detém você?

A resposta pode ser bem comum. Você tem a mais absoluta certeza de que seu parceiro fugiria assim que ouvisse o estalar do seu chicote. Suponha que você pense dessa forma porque acredita que só as pessoas anormais fazem coisas tão indecentes, e você preferiria morrer antes que alguém pudesse pensar que você é indecente. Quem ou o que exatamente o impede de agir agora?

Vamos adiante. Suponhamos que seu parceiro ou parceira secretamente sentisse o mesmo e estivesse apenas esperando por uma sugestão sua. Ali estão vocês, duas pessoas que poderiam estar experimentando uma intimidade sexual extraordinária, mas ainda se sentem completamente travados. Se seguisse seu desejo, não magoaria ninguém, mas algo dentro de você o impede de fazê-lo. Esse algo é a força do que você acredita ser a opinião pública.

Sexo obrigado, controlado e regulado

A opinião pública pode ser um referencial poderoso. Com certeza, ela pode determinar muitas crenças diferentes, dependendo do lugar em que você vive. Se você acreditasse que todos em seu país freqüentassem boates sadomasoquistas, todos os sábados à noite, então o mais provável é que você estivesse lá também. Você não tem qualquer problema em fazer sexo na posição papai-e-mamãe, porque todo mundo sabe que essa é a maneira de manter relações sexuais proclamada pela cultura ocidental. Então, imagine-se visitando uma sociedade em que a posição papai-e-mamãe fosse totalmente chocante e você fosse o único ou a única a usá-la. A censura de todos ao seu redor não pareceria ridícula? Se você pensasse um pouco mais no assunto, consideraria tal posição um ato de depravação em certas circunstâncias?

Somos uma espécie que deseja muito se sentir em harmonia uns com os outros, de tal forma que, às vezes, mantemos idéias que, no íntimo, sabemos não ter sentido.

Entretanto, quero complicar um pouco o assunto. Até aqui, discutimos as difíceis decisões que enfrentamos em nossa vida sexual. Suponhamos, porém, que nossas preferências sejam outras. Suponhamos ainda que, de fato, o sexo não nos interesse. Não é verdade que há dias em que você realmente gostaria de não ter de fazer sexo ou que preferiria simplesmente ler um bom livro comendo chocolate ou passar o tempo jogando no computador?

Algumas pessoas não pensam em sexo como prioridade. Estão perfeitamente satisfeitas com uma vida que inclui pouca atividade sexual. Essas pessoas menos motivadas sexualmente, em geral, são pressionadas pela sociedade para encontrar parceiros ou para sentir a sua falta. Homens ingênuos o bastante para revelar que têm um pênis pequeno ou baixa libido tornam-se alvo de piadas e insinuações. Os amigos riem deles pelas costas. Por sua vez, as mulheres que raramente alcançam o orgasmo, muitas vezes, são levadas a pensar que há algo de muito errado com elas. Com freqüência, essas insinuações são feitas quando as próprias mulheres não estão tão insatisfeitas com sua calma vida sexual. Na verdade, elas são penalizadas por terem se ajustado.

Em algum momento, incorporamos a idéia de que homens e mulheres que não sejam essencialmente libidinosos são inadequados. Contudo, a verdade é que essas pessoas são normais. Elas estão apenas em uma das extremidades do espectro da sexualidade humana normal. No entanto, os outros continuam a determinar as escolhas que elas precisam fazer. Assim que alguém decide que um homem, ou uma mulher, deve ter um melhor desempenho, é porque ele, ou ela, está sendo constrangido por um poder controlador.

O TAMANHO DOS ÓRGÃOS SEXUAIS

O tamanho do pênis varia do microfalo a um membro de 30 centímetros. Raças diferentes apresentam diferentes formatos e comprimentos de pênis. Desde que estejam em condições de funcionamento, quem poderá dizer que há algo de errado com eles?

O tamanho do clitóris também varia. O clitóris médio tem 3,75 centímetros de comprimento, e os lábios variam grandemente em tamanho e formato.

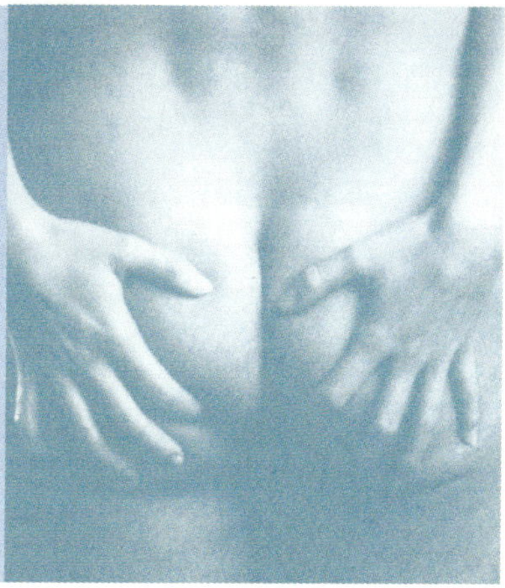

UMA HISTÓRIA VERDADEIRA

Sheila e Tom procuraram terapia sexual porque ele reclamava que ela nunca queria fazer sexo, e ela se queixava de que a vida sexual que tinham não a deixava satisfeita. Na entrevista, ficou claro que o casal mantinha relações com regularidade e que Sheila alcançava o orgasmo com freqüência. Sua vida sexual era boa. Então, o que estava errado? Tom explicou que Sheila nunca tomou a iniciativa na cama. Ele reclamou disso várias vezes. Por sua vez, Sheila revelou que, embora ela pudesse se excitar fisicamente, Tom não conseguia excitá-la emocionalmente. Ele criticou a mulher por não ser uma boa esposa porque ela não queria fazer sexo todas as vezes, como ele queria. Ele parecia um meninhinho chorão.

Quando analisei suas queixas, o problema se reduziu à idéia dele sobre o tipo de sexualidade que uma boa esposa deveria oferecer ao marido. Como um menino mimado pela mãe, ele se acostumou a ter tudo na mão. Agora, ele esperava que a esposa fizesse o mesmo por ele. Seu meme, ou seja, seu referencial, fazia-lhe acreditar que uma boa esposa deve sentir prazer com o prazer do marido. Se ele sentia tesão, então, ela também deveria sentir. Isso significa que ele sempre tinha necessidade de se impor sexualmente. Por isso, sua esposa, conseqüentemente, deveria lhe oferecer tudo o que ele quisesse.

Aconselhei o casal a se concentrar nas áreas em que se davam bem. Tom se esforçou para não solicitar sexo tão freqüentemente, ao mesmo tempo em que se empenhou em proporcionar mais prazer para Sheila. Ela, por sua vez, aceitou o fato de que Tom era um homem ansioso, que precisava de muita afirmação. Sheila procurou dar a ele mais confiança, de modo que, em algum momento, ele não precisasse de tanta afirmação sexual porque, finalmente, sentiria que, de fato, ela se preocupa com ele.

Fantasmas sexuais

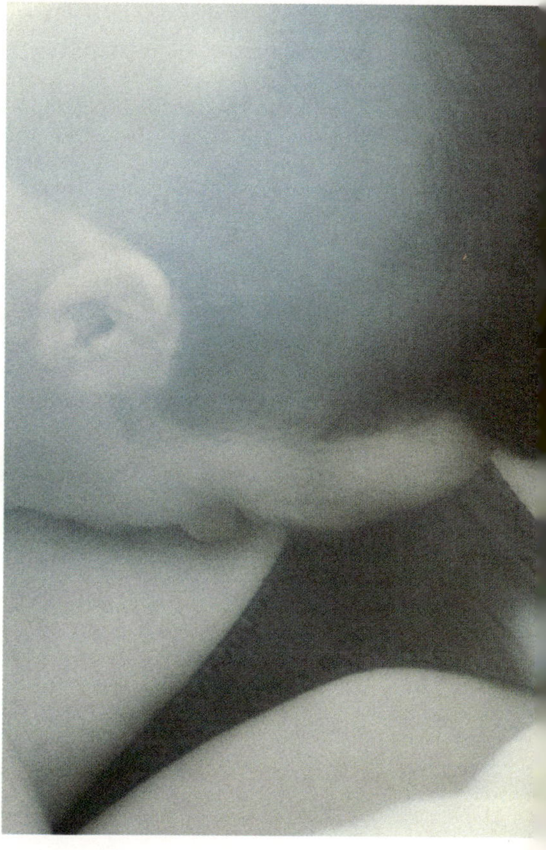

Toda pesquisa sobre a sexualidade humana mostra que homens e mulheres experimentam padrões sexuais extraordinariamente diversos. Alfred Kinsey, pesquisador americano que realizou importantes estudos entre o final da década de 1940 e o início da década de 1950, após analisar milhares de casos, concluiu que existe um enorme fantasma da sexualidade humana. É humano entregar-se a jogos sexuais extremos, como é humano querer sexo apenas duas vezes por ano. Aposto que muitas pessoas pensam que essa idéia não faz sentido. Isso porque nossas crenças estão profundamente enraizadas.

Kinsey também pesquisou sobre outro fantasma que assombra a sociedade: a orientação de gênero. Para ele, a sexualidade humana normal vai da heterossexualidade, de um lado, passa pela bissexualidade e termina na homossexualidade, de outro lado.

Outros estudos mostraram que, com relação ao ato sexual, os indivíduos têm de nenhuma relação em um ano a cinco relações sexuais por dia, todos os dias. Estas últimas incluem não apenas as relações, mas também a masturbação, e referem-se mais a jovens do que a velhos, com notáveis exceções. Assim, seria verdadeiro afirmar que nenhum ato sexual é anormal, exceto aqueles que machucam outras pessoas.

Considerando que somos uma raça que deve se perpetuar por meio do sexo, a única perversão verdadeira seria jamais fazer sexo.

Porém, é claro, também existe uma razão evolutiva para isso. No sentido da evolução, tias e tios solteiros são extremamente valiosos porque podem ajudar os genes da família a se fortalecerem, muito embora não tenham filhos.

Se você tiver uma baixa libido e se casar com alguém de baixa libido, então não haverá problema. Ambos combinam perfeitamente. As dificuldades surgem se você:

- Tiver um parceiro ou parceira que não combine perfeitamente com você;
- Encontrar um parceiro ou parceira inibido(a) demais para dizer o que realmente se passa em sua mente;
- Sentir-se tão pressionado(a) a ponto de prejudicar seu desempenho sexual.

Em todas essas situações, você é afetado(a) por concepções ou crenças. São as suas idéias sobre sexualidade que lhe trazem problemas, e não o desempenho sexual em si.

Mitos SEXUAIS COMUNS

A seguir, estão relacionados alguns mitos que encontrei em vinte anos de aconselhamento sexual. Eles começam com a expressão "Se eu..."

- fizer alguma coisa que ele/ela quer na cama, ele/ela permanecerá fiel;
- me recusar a fazer alguma coisa que ele/ela quer na cama, então, ele/ela me deixará para sempre;
- falhar alguma vez, não serei um homem de verdade;
- não atingir o orgasmo ao mesmo tempo que meu parceiro, não estou fazendo sexo da maneira certa;
- ejacular antes de 20 minutos de penetração, sou um péssimo amante;
- não conseguir engolir o sêmen durante o sexo oral, meu homem pensará que não estou por inteiro na relação;
- tiver várias relações em uma noite só, consigo provar que sou independente;
- não introduzir constantemente alguma novidade no ato sexual, perderei o interesse de minha parceira;
- propuser constantemente novas idéias sexuais, meu parceiro irá pensar que sou uma vagabunda;
- não propuser constantemente novas idéias sexuais, minha parceira irá pensar que não sou "bom" o suficiente.

Se quisermos examinar o que não vai bem em nossa vida sexual, precisamos começar com o conceito amplo do sistema de crenças sexuais. Se você conseguir identificar as próprias crenças ou as de seu parceiro, terá uma idéia dos referenciais que orientam essas crenças e, por tabela, dos tabus que também dirigem sua vida. Como podemos evitar essas armadilhas? É possível fazer isso? A resposta é que todos nós nascemos em famílias e culturas específicas. Não podemos evitar a absorção de idéias dessa cultura. Estamos acostumados a fazer isso pela vida toda desde o berço. Por isso, o primeiro passo é perceber que, para melhorar nossa vida, às vezes, precisamos mudar nossas idéias e seguir em frente. Entretanto, só poderemos mudá-las se soubermos que idéias são essas. Para isso, precisamos fazer um pouco de auto-análise. Volte ao capítulo 3 e procure identificar algumas das concepções sexuais que você recebeu durante a sua educação. Depois, prossiga a leitura a partir da próxima seção.

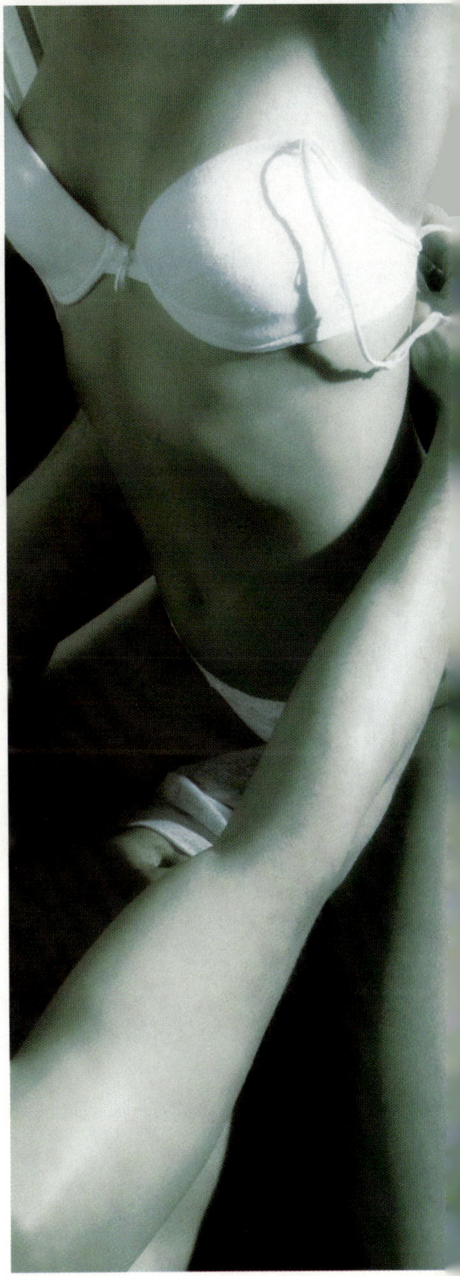

Conheça suas crenças sexuais

Leia a lista de opções nas próximas páginas e assinale aquelas que se aplicam à sua formação e educação. Não existem respostas certas nessa seleção. É possível assinalar mais que um item, caso as duas crenças estejam atuando juntas em sua vida. Por meio da combinação dos itens assinalados, você descobrirá o que sua família lhe ensinou sobre sexo, sem você sequer se dar conta. Espero que, desse modo, a personalidade de base da sua família fique mais clara para você.

Se você identificar as crenças que adquiriu dos amigos (ver as páginas 92 e 93), analise-as com cuidado e pergunte-se se elas são úteis para a sua vida hoje. Tais crenças têm um significado real ou são baseadas em superstição?

Em minha família se acredita que:

- [ ] Homens são ativos e mulheres são passivas.
- [ ] Mulheres são ativas e homens são passivos.
- [ ] Ambos os sexos são igualmente responsáveis por tomar a iniciativa na atividade sexual.

- [ ] Homens possuem um impulso sexual mais forte que as mulheres.
- [ ] Mulheres possuem um impulso sexual mais forte que os homens.
- [ ] Homens e mulheres possuem impulso sexual muito similar.

- [ ] Homens querem sexo e mulheres querem amor.
- [ ] Homens e mulheres querem sexo e amor na mesma medida.
- [ ] Homens querem amor e mulheres querem sexo.

- [ ] Homens devem ter vários relacionamentos sexuais, incluindo relações extraconjugais, enquanto mulheres devem ter poucas experiências e permanecer fiéis.
- [ ] Mulheres devem ter vários relacionamentos sexuais, incluindo relações extraconjugais, enquanto homens devem ter poucas experiências e permanecer fiéis.
- [ ] Homens e mulheres casados devem permanecer sexualmente fiéis para sempre.
- [ ] Ambos os sexos podem ter outros parceiros sexuais durante o casamento.

- [ ] Infidelidade deve ser evitada.
- [ ] Infidelidade é motivo para separação imediata.
- [ ] Infidelidade é dolorosa, mas pode ser superada desde que aconteça apenas uma vez.

- [ ] Mulheres devem servir sexualmente aos homens, mas não devem esperar a mesma atenção sexual em troca.
- [ ] Homens devem cuidar das necessidades sexuais das mulheres, sempre pensando nas próprias carências.
- [ ] Homens e mulheres são igualmente responsáveis pelas necessidades sexuais uns dos outros.
- [ ] Homens e mulheres são responsáveis apenas pelas próprias necessidades sexuais e esperam que os outros façam o mesmo.

- [ ] Sexo é, sobretudo, uma válvula de escape física.
- [ ] Sexo é um alívio em momentos de ansiedade.
- [ ] Sexo é a expressão do amor.
- [ ] Sexo é uma forma de dominação.
- [ ] Sexo é necessário para a boa saúde.
- [ ] Sexo é estritamente para procriação.
- [ ] Sexo é êxtase, quase uma experiência religiosa.
- [ ] Sexo é diversão.

- [ ] Sexo é sempre bom.
- [ ] Sexo, para ser bom, precisa de cuidado e prática constantes.
- [ ] Sexo, para ser bom, precisa ser espontâneo.

- [ ] Se vocês se amam, tudo dará certo.
- [ ] Se algo não vai bem no sexo, vocês devem manter segredo.
- [ ] Se algo não vai bem no sexo, vocês devem conversar a respeito.
- [ ] Se algo não vai bem no sexo, vocês devem procurar um terapeuta.

- [ ] É errado falar sobre sexo com as crianças.
- [ ] É errado não falar sobre sexo com as crianças.
- [ ] É preciso esperar as crianças tornarem-se adolescentes para falar sobre sexo com elas.

- [ ] Pessoas decentes não falam abertamente sobre sexo.
- [ ] Pessoas decentes falam sobre sexo tão livremente quanto falam sobre comida.
- [ ] Pessoas decentes reservam momentos especiais para discutir sexualidade.
- [ ] Pessoas decentes não falam sobre sexo com os pais.
- [ ] Pessoas decentes não falam sobre sexo com os filhos.

Aprendi com meus amigos que:

- [ ] Você deve iniciar sua vida sexual muito cedo e fazer muito sexo.
- [ ] Você deve se guardar para o casamento.
- [ ] Você deve esperar pela pessoa certa (isto é, até você se apaixonar, e só então fazer sexo).

- [ ] É normal que os rapazes passem por uma fase homossexual.
- [ ] É normal que as moças passem por uma fase homossexual.
- [ ] É normal que moças e rapazes passem por fases homossexuais a caminho da heterossexualidade.
- [ ] É normal que alguns rapazes e moças permaneçam homossexuais ou bissexuais.
- [ ] É anormal que rapazes e moças permaneçam homossexuais ou bissexuais.
- [ ] É anormal que moças e rapazes passem por qualquer fase que não seja a de desenvolver sua heterossexualidade.

- [ ] É normal se masturbar.
- [ ] É anormal se masturbar.
- [ ] Masturbação é boa, desde que entendida como uma fase para uma sexualidade mais madura.
- [ ] Masturbação não é boa se você tem um relacionamento amoroso.
- [ ] Masturbação é ótima em qualquer circunstância.

- [ ] É divertido apreciar pornografia.
- [ ] É nojento apreciar pornografia.
- [ ] Apreciar pornografia só é bom quando você está ao lado do seu parceiro.
- [ ] Pornografia não é boa em um relacionamento amoroso.
- [ ] Apreciar pornografia é uma escolha individual, mas não deve influenciar no relacionamento.

- [ ] É errado fazer sexo em um lugar que não seja privado.
- [ ] É bom fazer sexo em festas.
- [ ] É bom, em certas circunstâncias, fazer sexo no mesmo quarto com outro casal.

- [ ] É bom experimentar diferentes tipos de sexo, desde que seu parceiro concorde também em ter novas experiências sexuais.
- [ ] É saudável gostar de sexo a três.
- [ ] É normal passar por uma fase de troca de casais.
- [ ] Você irá para o inferno se fizer sexo com outra pessoa que não seja seu cônjuge.
- [ ] É bom que outras pessoas experimentem atividades sexuais alternativas, mas isso não é para você.
- [ ] É certo gostar de fetiches sexuais, desde que ambos os amantes estejam dispostos a realizá-los.
- [ ] É normal convidar o parceiro para realizar um fetiche.
- [ ] Não é correto pressionar o parceiro para realizar um fetiche contra a sua vontade.
- [ ] O interesse por fetiches sexuais é sinal de uma mente doentia.
- [ ] O interesse por fetiches sexuais é sinal de uma mente versátil e criativa.

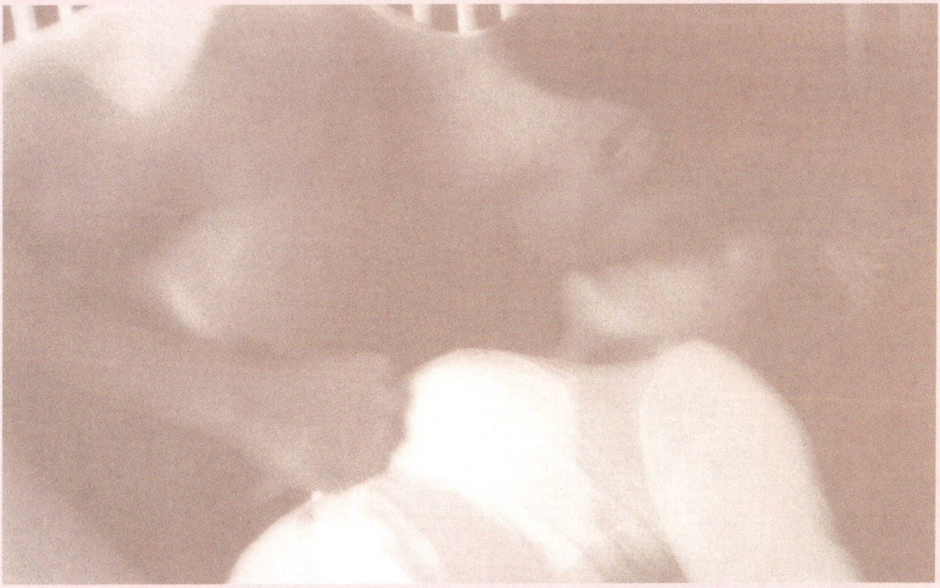

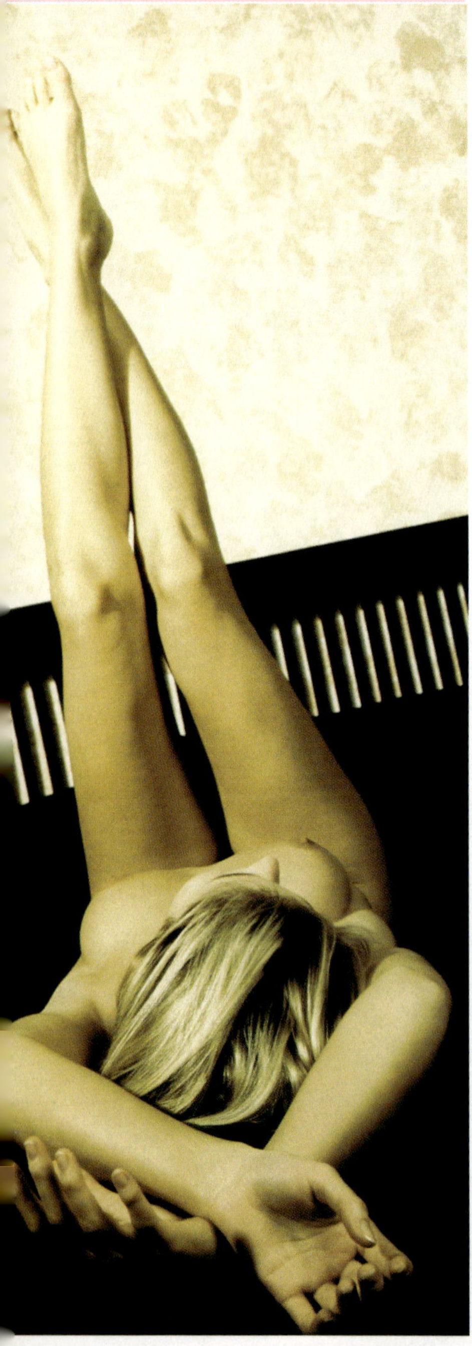

Realidade ou mito?

Na relação que se segue, identifique os mitos que você considera reais. Depois, verifique o que, de fato, é verdade.

SEXO FEMININO **os mitos**

As mulheres:

- Devem ser passivas para que os homens gostem delas e as respeitem.
- Não devem mostrar nenhum conhecimento anterior sobre sexualidade, porque isso as faria parecer "ruins".
- Não devem dizer o que querem na cama, porque assim pareceriam promíscuas.
- Devem esperar que um homem expresse o interesse sexual dele antes de expressarem o seu.
- Têm dificuldade de alcançar o orgasmo.
- Devem ter corpo perfeito para atrair um homem.
- Não são ninguém se não tiverem um homem.
- Devem sempre agradar seu homem.
- Devem fingir o orgasmo, caso não consigam atingi-lo.

SEXO FEMININO **os fatos**

- Homens, em geral, adoram quando as mulheres tomam a iniciativa.
- Homens gostam que suas mulheres os agradem com alguma prática sexual.
- Mulheres possuem um apetite sexual saudável, igual ao dos homens, e têm o direito de fazer as próprias experiências sexuais.
- Mulheres são responsáveis pela própria sexualidade.
- Mulheres precisam conhecer a própria sexualidade para que possam levar essa informação para seu relacionamento e aliviar a pressão sobre os homens. Embora cerca de 30% das mulheres só alcancem o orgasmo regularmente durante a relação sexual, mais de 80% delas atingem o orgasmo regularmente com a masturbação. O orgasmo feminino, em geral, exige a estimulação do clitóris e, muitas vezes, não é possível proporcionar esse tipo de estímulo só com a relação sexual, por causa do ajuste inadequado entre a anatomia masculina e a feminina. A maioria das mulheres pode e consegue alcançar o orgasmo durante a relação, desde que elas sejam estimuladas com a mão antes e/ou durante a penetração.
- Mulheres só são atraentes e sedutoras quando acreditam nisso. A prova está nas muitas mulheres gordas, magras e idosas que têm uma vida sexual fantástica.
- Mulheres nos dias de hoje encontram mais realização no trabalho do que no casamento.
- É bom agradar seu amante, mas nem sempre é possível.
- A mulher que finge um orgasmo só prejudica sua vida amorosa porque, desse modo, seu parceiro nunca saberá, de fato, se está agradando sua mulher.

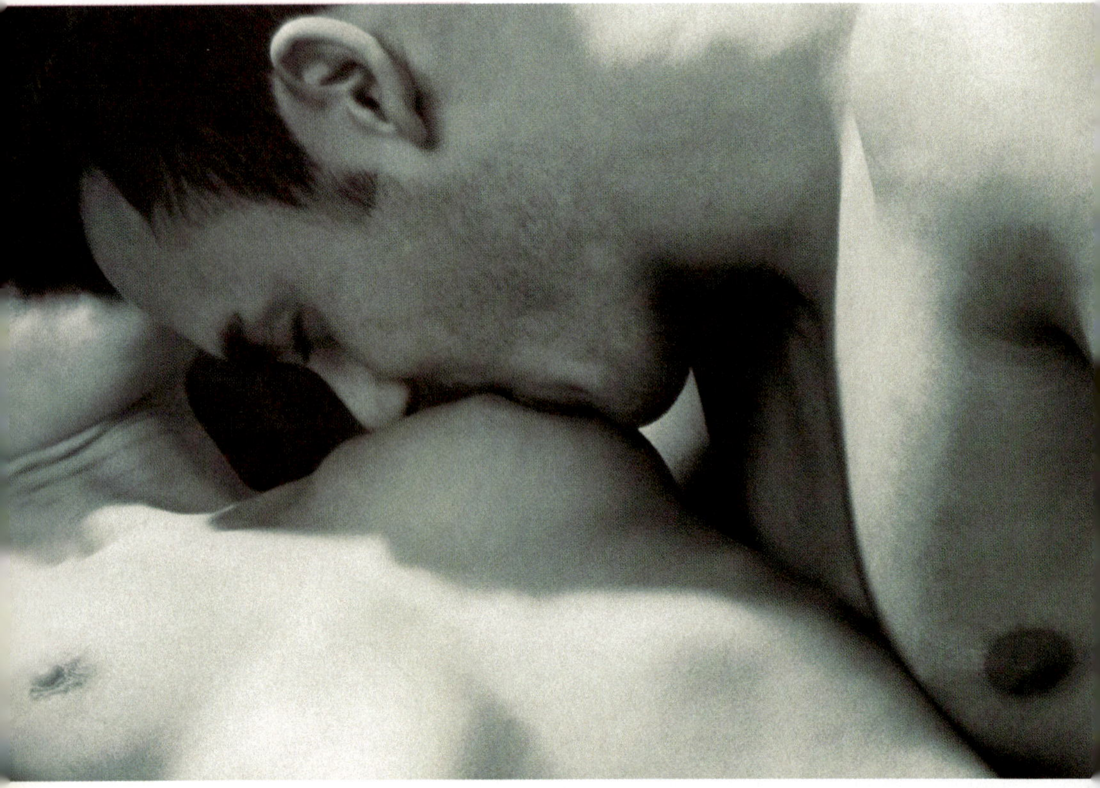

SEXO MASCULINO **os mitos**

Homens devem:

- Estar sempre prontos para o sexo.
- Ser responsáveis pelo prazer das mulheres.
- Ser bem dotados para serem sexualmente atraentes.
- Tomar a iniciativa sempre, sem jamais serem passivos.
- Ter muitas experiências sexuais.
- Saber sempre o que fazem.
- Estar no controle.

SEXO MASCULINO **os fatos**

- Assim como as mulheres, os homens também estão sujeitos aos diferentes humores sexuais e, por isso, não têm a obrigação de estar excitados sexualmente o tempo todo, a menos que haja alguma coisa ou alguém que os atraia.
- Os homens não são responsáveis pelo prazer sexual das mulheres, embora contribuam muito para isso, caso entendam muito bem do negócio!
- O tamanho do pênis é irrelevante, porque o que interessa às mulheres é o que os homens fazem com as mãos, com a boca e com o corpo todo. Uma pesquisa sobre o que as mulheres acham atraente nos homens revelou que a enorme maioria dos homens acredita que seja o tamanho do pênis que mais interessa a elas. Contudo, o tamanho do membro masculino aparece no fim da lista entre as preferências do público feminino. Na verdade, o que elas acham mais excitante é a bunda masculina.
- De acordo com as mulheres, entre os homens mais sensuais estão aqueles que se sentem seguros de si o bastante para relaxarem e deixarem as mulheres no comando.
- A experiência sexual pode ser marcada pela ansiedade de mulheres que têm medo de não estar à altura dos outros relacionamentos sexuais dos homens, ou de contrair qualquer doença sexualmente transmissível (DST), especialmente a aids.
- Espontaneidade no sexo tem grande valor. Um parceiro que sempre está no controle deixa pouco espaço para a espontaneidade.

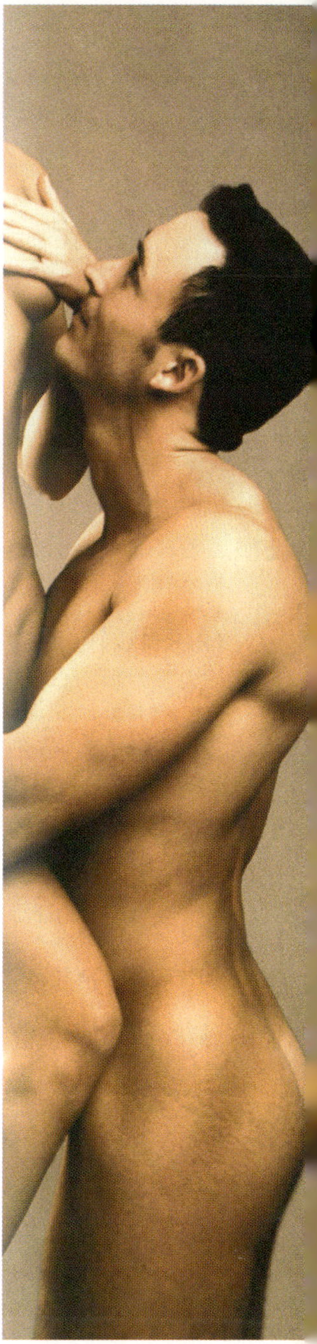

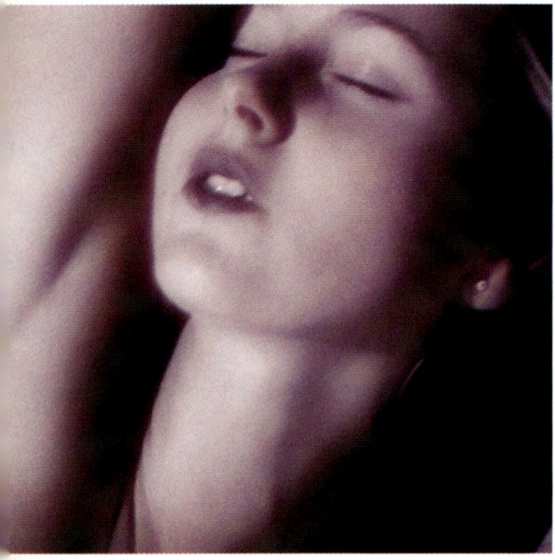

MASTURBAÇÃO **os mitos**

Dizem por aí que a masturbação:

- Pode cegar.
- Pode deixar uma pessoa doente ou sugar sua energia.
- Pode prejudicar sua criatividade.
- É praticada somente por pessoas tristes e solitárias.
- Deixará uma pessoa tão viciada que ela será incapaz de ter prazer com a relação normal.
- É sinal de ninfomania.

MASTURBAÇÃO **os fatos**

- A masturbação não provoca nenhum dano físico, a não ser que seja feita de um modo tão brutal que você realmente possa se machucar.
- É uma atividade natural e saudável que, longe de prejudicar a criatividade ou de sugar a energia, provavelmente relaxa a mente e o corpo, proporcionando a você melhores condições físicas para o seu dia-a-dia.
- A masturbação, de fato, oferece a uma pessoa a oportunidade de explorar e conhecer a própria sexualidade. Dessa maneira, você pode levar esse conhecimento para seu relacionamento amoroso, aumentando suas chances de alcançar maior sucesso sexual. Nesse sentido, a masturbação é uma excelente preparação para um relacionamento sexual "de verdade".
- A masturbação proporciona alívio e bem-estar para aqueles que estão sem parceiros.
- Masturbação não vicia.
- Embora não seja um sinal de ninfomania, a masturbação pode indicar a existência de uma libido extrema.
- A masturbação pode ser uma experiência extremamente prazerosa e recompensadora por si mesma.

FANTASIAS **os mitos**

A fantasia sexual é sinal de:

- Inadequação; uma incapacidade de assumir-se aqui e agora.
- Infidelidade mental.
- Uma incapacidade de experimentar um sentimento sexual puro por um parceiro ou parceira.
- Uma mente doentia.

FANTASIAS **os fatos**

A capacidade de fantasiar no sexo:

- É possivelmente um sinal de altos níveis de testosterona (tanto nas mulheres como nos homens).
- É indicativa de uma imaginação criativa.
- Não pode ser policiada porque a imaginação está além do controle da consciência.
- Provavelmente é uma proteção acionada pela imaginação para preservar relacionamentos de longa duração quando o sexo se torna repetitivo.
- Possivelmente é uma proteção para os sentimentos e desejos ardentes que não seriam socialmente aceitos.

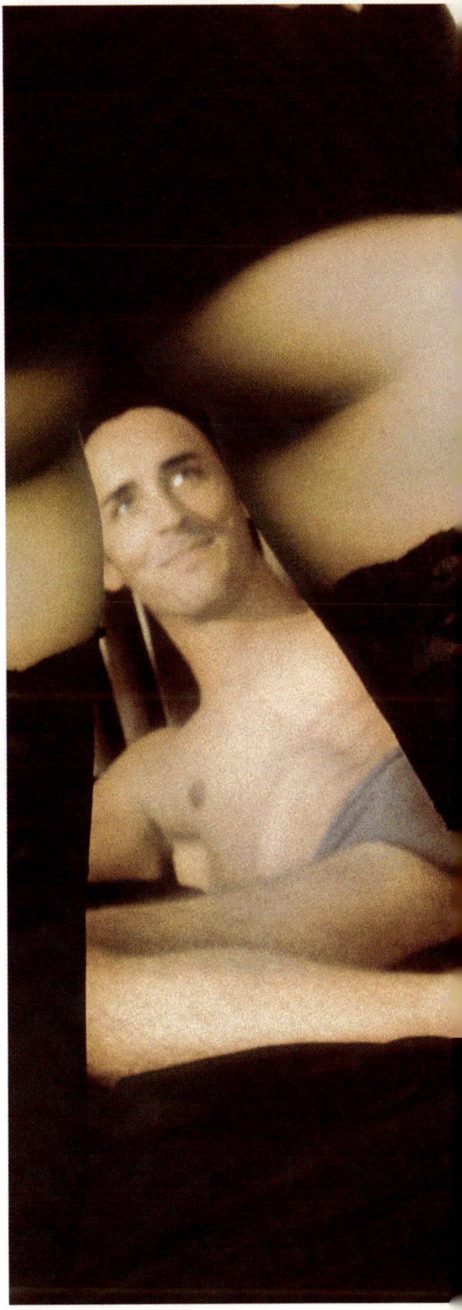

ORGASMO **os mitos**

A idéia que muitas pessoas têm sobre o orgasmo é que:

- Ele deve ser alcançado simultaneamente pelos parceiros.
- Se não tiver orgasmos, você é inadequado(a).
- Se não proporcionar um orgasmo ao parceiro, você é inadequado.
- Um orgasmo clitoridiano é inferior a um orgasmo vaginal.
- Mulheres não experimentam um verdadeiro orgasmo porque não ejaculam.
- Mulheres não conseguem atingir o orgasmo sem as carícias preliminares.
- Você deve ter um orgasmo.
- A forma correta para ter um orgasmo é a posição papai-e-mamãe.
- Os órgãos genitais de uma mulher e seus movimentos durante o orgasmo são feios.
- Orgasmo significa uma perda de controle.

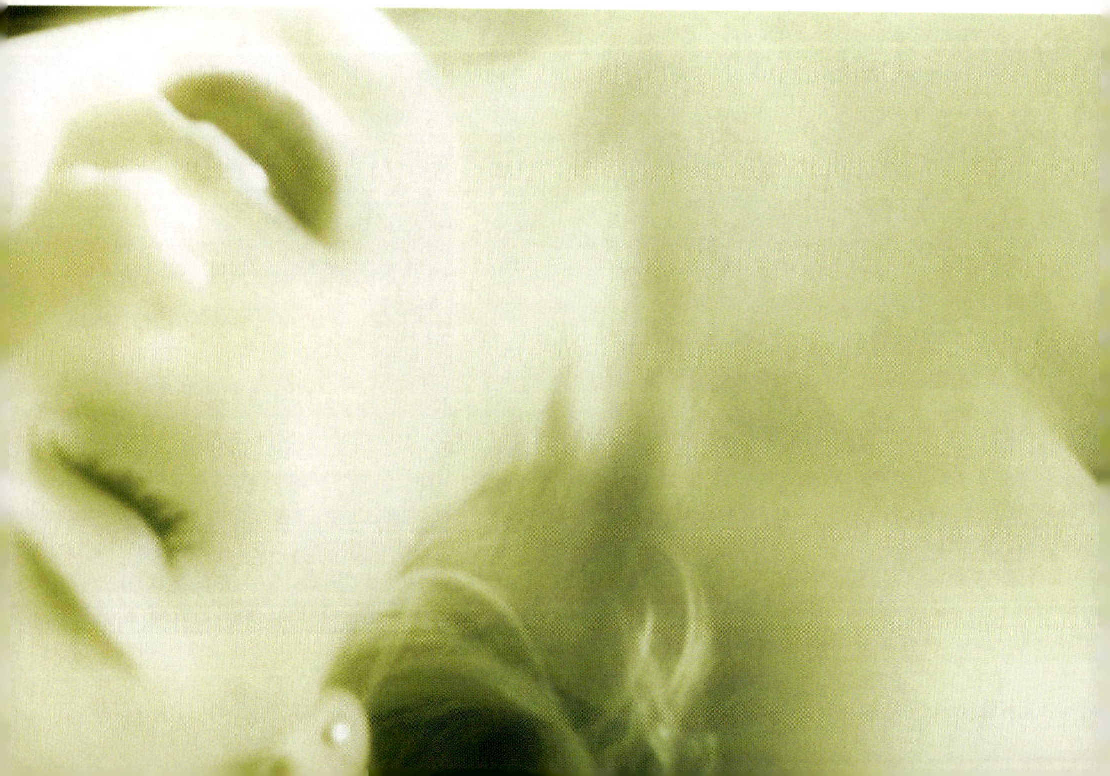

ORGASMO **os fatos**

- O orgasmo pode ser experimentado de qualquer maneira, seja em separado, seja ao mesmo tempo que o parceiro. Muitas pessoas afirmam que ajustar o orgasmo para coincidir com o do parceiro, muitas vezes, diminui a intensidade do clímax.
- Existem muitas razões para não sentir orgasmo, mas nenhuma delas está relacionada à auto-estima de uma pessoa.
- Cada pessoa é responsável pelo próprio orgasmo. Isso significa que se seu (sua) amante não atingir o orgasmo, ele/ela é quem deve melhorar as coisas. Claro, seria ótimo ajudar, mas, no final, o clímax é responsabilidade de cada um.
- Existem muitas maneiras de sentir o clímax e não apenas o clitoridiano e o vaginal, e nenhuma delas é melhor ou pior que a outra.
- A ejaculação é uma definição antiga de orgasmo, especialmente considerando-se que certos homens atingem o clímax sem ejaculação, e certas mulheres com ponto G muito ativo parecem ter ejaculação.
- Algumas mulheres atingem o clímax por meio do pensamento (isto é, só fantasiando). Outras atingem o clímax só com a relação. E outras ainda alcançam o orgasmo no instante em que seus parceiros as penetram.
- Se o orgasmo se torna um dever, a pressão pelo desempenho trabalha contra você. Não deve haver nenhuma pressão sobre ninguém para haver um orgasmo.
- Não existe a maneira "certa" de ter um orgasmo. Toda maneira é a maneira "certa".
- Gosto estético é uma coisa totalmente pessoal. O que é feio para uma pessoa é lindo para outra, e vice-versa.
- Em certo sentido, o orgasmo significa, sim, a perda de controle, pois, no momento do clímax, temporariamente atingimos um nível diferente de atividade cerebral. Entretanto, nunca perdemos a capacidade de, se necessário, colocar os pés de volta na terra.

Novos padrões de amor sexual

Em geral, os heterossexuais se sentem superiores às outras pessoas que fizeram outra opção sexual, e presumem que nada têm a aprender com ninguém. O que é uma pena, porque homens e mulheres poderiam aprender algo se tivessem coragem de abandonar suas inseguranças, que são a origem de seus preconceitos.

O amor homossexual

Os pesquisadores americanos William Masters e Virginia Johnson descobriram que a forma de fazer amor de casais homossexuais (tanto de homens como de mulheres) difere muito dos padrões heterossexuais. Quando esses grandes sexólogos lançaram seu livro *Homossexualidade em Perspectiva* (Artes Médicas), em 1979, uma das questões mais divulgadas pela mídia foi a observação de que os heterossexuais poderiam aprender com os padrões de amor sexual dos homossexuais. O casal homossexual, observaram eles, demora bem mais tempo na fase das carícias preliminares, demonstra mais afeto e fica feliz em alcançar o clímax de formas diferentes e não apenas com a penetração. Alguns casais literalmente passam horas trocando carinhos e excitando-se, sem se preocupar em terminar a relação sexual (isto é, atingir o clímax). Para eles, fazer amor é uma experiência que envolve o corpo todo, e o orgasmo é apenas o aspecto final da relação.

Algumas dicas para você seguir:

- Faça amor sem orgasmo.
- Gaste duas horas apenas com massagens.
- Pratique certas carícias várias vezes em determinados lugares.
- Pense no corpo todo.
- Esqueça os órgãos genitais.
- Controle a impaciência; ela simplesmente indica que sua mente está em outro lugar e que você provavelmente não deveria fazer amor nesse momento.

Como os animais...

Em seu fascinante livro *Animal Diversity* [Diversidade Animal], o biólogo americano Bruce Bagemihl, contrariando a crença geral, afirma que quase todos os animais mostram comportamento homossexual. Boa parte desse comportamento busca os órgãos genitais, mas nem sempre. Por exemplo, Bagemihl descreve poeticamente a forma como as girafas machos esfregam e ondulam seus longos e graciosos pescoços. Embora de caráter sexual, esse comportamento revela um tipo de sensualidade. Considerando que as girafas não possuem um alto nível de consciência, seria razoável afirmar que esses animais são inocentes. O que acontece inocentemente não é errado. A sensualidade humana também não é errada. Quando uma criança pequena inconscientemente acaricia o braço do pai ou da mãe, e desfruta da sensação, isso é inocência. Nossa grande tristeza é que, graças a séculos de civilização, acumulada pela nossa "inteligência", perdemos a capacidade de nos comunicar pelo toque sensual.

Toque mais Como "adultos", não podemos mais voltar no tempo. Nossa consciência do que é certo e errado no sexo está formada. Podemos, porém, tentar pôr de lado alguns preconceitos e aprender a ser mais afetuosos com amigos queridos de ambos os sexos. Homens e mulheres adoram ser tocados. Eles retribuem o carinho com grande sentimento de amizade. Se você abraçar um amigo ou uma amiga, isso não significa que ele/ela vai "entender mal". Qualquer idéia que floresça na mente dele ou dela é determinada, em parte, pela sua própria atitude. Se sua atitude de demonstrar carinho e amizade for por meio do toque, então vai funcionar. Se seu(sua) amigo(a) resistir, explique seu modo de pensar. Na década de 1970, havia um grande movimento em favor do toque afetuoso, surgido na Califórnia, Estados Unidos. O Dia de Abraçar um Amigo era levado a sério. As pessoas mais improváveis eram vistas se abraçando afetuosamente. Professores universitários, empresários e políticos, todos participavam. Mesmo por poucos segundos, todos usufruíam desse raro contato físico.

Portanto, a mensagem que podemos aprender com os animais é acariciar muito. A sensualidade de um abraço, de um carinho, não tem de ser necessariamente sexual. Contudo, pode alimentar outros tipos de necessidades emocionais. Você e seus amigos deverão se sentir muito melhor depois de um abraço ou de um carinho não sexual. Assim, não custa tentar. Depois, observe o que acontece. No mínimo, a vida será mais agradável.

Presos a padrões sexuais em um relacionamento duradouro

Muitas pesquisas mostram que os homens apreciam uma novidade, o que é impossível, claro, quando se tem uma rotina bem estabelecida. Além disso, muitos homens, por volta dos 40 anos, atravessam a crise da meia-idade, quando, de uma hora para outra, trocam a mulher por outra mais nova. Entretanto, sabe-se também que é normal manter o mesmo padrão sexual. Contudo, não há absolutamente nenhuma evidência de que uma mudança súbita na rotina de um relacionamento, como usar *lingerie* preta e máscara, possa salvar um casamento. Um casamento irá perdurar mudando ou não sua rotina sexual.

Entretanto, seria bom cuidar da emoção que está na base de um casamento. Clair Hawes, psicóloga clínica de Vancouver, no Canadá, sugere que, para melhorar a qualidade de um relacionamento de longa duração, é preciso realçar os pequenos detalhes que lhe dão significado. Especificamente, ela sugere dar mais atenção a áreas importantes além da relação sexual. São elas:

- Ter sensibilidade ao estado de espírito um do outro durante a relação.
- Reservar mais tempo para usufruir momentos de intimidade.
- Aumentar a estimulação física.
- Intensificar a estimulação genital, considerando que a idade pode diminuir as sensações sexuais.
- Favorecer a excitação sexual, lendo ou assistindo material erótico na cama.
- Fazer amor em horas diferentes das usuais.
- Passar mais tempo livre juntos. Quebrar a rotina pode ser bem estimulante.

MINHA SUGESTÃO PARA UM SEXO BOM SEMPRE

Respeite a rotina que tem funcionado tão bem para você ao longo dos anos e confie nela. É a sua rotina. Funciona para você. Se seu relacionamento realmente estiver ameaçado, o sexo não será o problema. Tenha fé na sua idéia sobre o que é sexo bom. Porém, não tenha medo de falar sobre seus sentimentos.

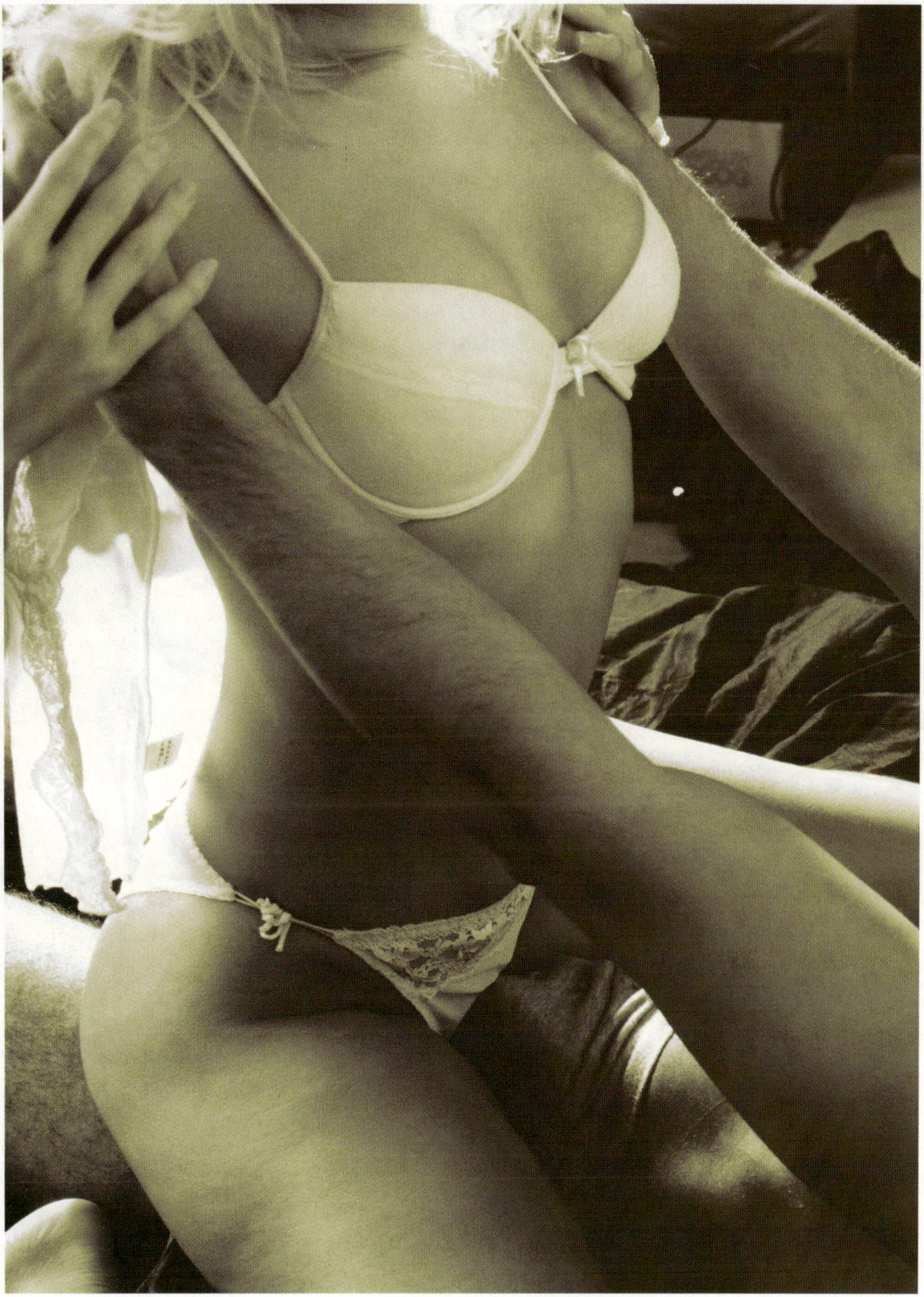

Seu desejo sexual não acompanha o do parceiro

Quando os parceiros não têm o mesmo desejo sexual, aquele que tem maior desejo, invariavelmente, tem de pedir ou mendigar uma relação sexual. O mendicante começa a se sentir mal-amado, indesejado, irritado e tenso.

Existem várias maneiras de lidar com esse problema. Se o problema surgiu porque o parceiro contido se sentia sufocado pelas necessidades do outro, então um acordo sexual pode resolver. Nesse caso, um escolhe três noites na semana, o outro também escolhe três noites, e a sétima noite pode ser alternada entre os dois.

Se o parceiro indisposto estiver cansado do sexo e do relacionamento, é hora de conversar. Você é capaz de reacender o interesse sexual? Ou é capaz de se separar, pois, para você, uma vida com pouco ou nenhum sexo é insustentável?

Você pode considerar outras alternativas, como a masturbação, relações extraconjugais ou, simplesmente, conseguir tantos carinhos e abraços do seu parceiro que isso, em grande medida, compensará o menor contato pênis/vagina. No caso de você pensar que um casamento com pouco sexo ou sem nenhum não tem chances de sobreviver, lembre-se de que esse pensamento é baseado na concepção, no meme que diz que não pode haver casamento sem sexo. Na verdade, pode, e milhares são assim. Milhares de casais continuam a se amar, e encontram outras maneiras de expressar sua sexualidade.

ALTERNATIVAS PARA O SEXO

Saiba que um casamento pode sobreviver sem sexo. Você é quem escolhe de que modo continuará a ser sexual. As alternativas incluem a auto-estimulação, um outro relacionamento ou abraços e carinhos substitutos.

Sem sexo nenhum

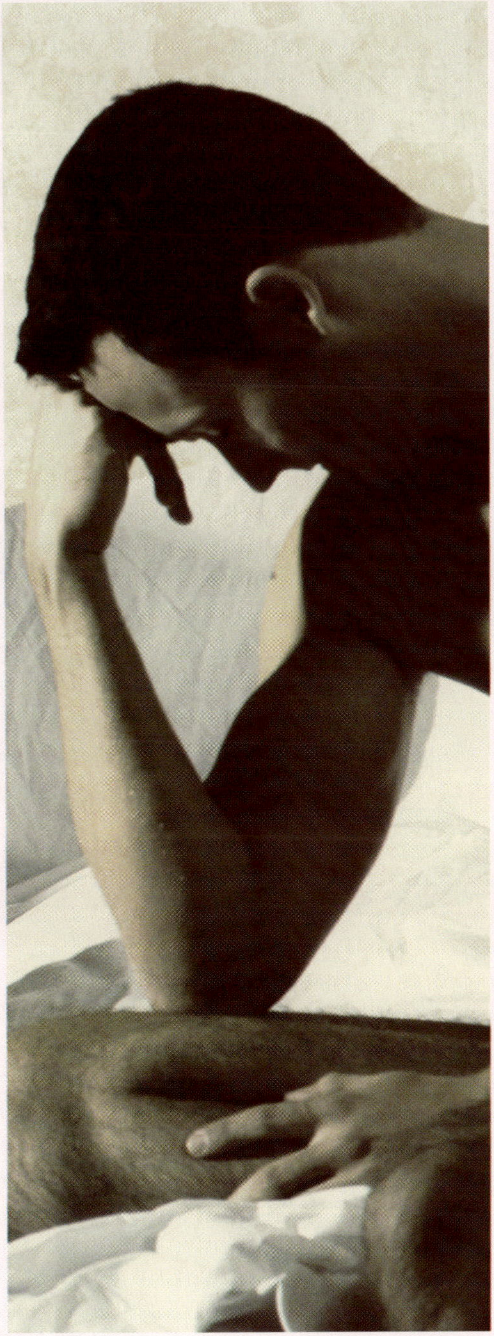

Esta é uma versão ampliada do problema anterior.

Se vocês dois lamentam o fim da sua vida amorosa, um exame médico pode ser a solução. Para os homens, existem métodos para manter a ereção, como o Viagra e bombas a vácuo, além da redução de bebidas alcoólicas (o álcool causa impotência). Para as mulheres, vale a pena avaliar o nível hormonal. Se for o caso, uma suplementação de hormônios poderá ajudar.

Se nenhum dos dois se importa com o sexo, não tenha mais dúvida. Se você conseguir ser feliz sem sexo, ótimo. Você não tem problema nenhum. Porém, se um dos dois se incomodar com a situação, volte ao problema anterior e leve em consideração a minha sugestão.

Falsas crenças que levam à inibição

Muitas pessoas desenvolvem a inibição porque pensam que devem fazer sexo melhor do que fazem. Um exemplo típico é a mulher que acredita prejudicar o prazer do marido porque ela não tem orgasmos. Nessas condições, quanto mais ela tentar chegar ao orgasmo, menores serão suas chances de experimentá-lo. Quanto mais ela procurar corrigir esse comportamento, mais ansiosa se sentirá e mais inibida ficará.

Existem duas áreas que precisamos analisar aqui. A mais fácil é superar a inibição. Por exemplo: se o casal se concentrar apenas em massagens sensuais, sem consumar o ato sexual, poderá evoluir para massagens altamente eróticas em circunstâncias livres de pressões. Desse modo, homens e mulheres poderão aprender o que leva uma mulher ao orgasmo. Massagem, livros e filmes eróticos, por exemplo, são uma boa combinação para intensificar uma atmosfera erótica.

Por outro lado, se quiser, a mulher pode aprender sozinha a se estimular e explorar suas sensações. A segunda área se refere à razão que leva uma mulher a sentir tamanha ansiedade. Se ela é baseada nas queixas do seu parceiro, o problema pode não ser dela. Alguns homens se sentem sexualmente inseguros e transferem seus sentimentos para as esposas. Esse comportamento pode requerer aconselhamento profissional.

Em um nível puramente prático, isso significa que a parceira ou o parceiro insatisfeito precisa identificar as próprias frustrações. Acima de tudo, ele quer um orgasmo. Assim, o que está errado para ele? Se ele estiver ansioso a respeito do seu desempenho como amante, talvez esse deva ser o foco da terapia de casal. Se a ansiedade dele tiver raízes em questões existenciais, ele precisará cuidar delas. De qualquer modo, o que ele precisa fazer é parar de despejar toda essa ansiedade e frustração em sua parceira. Esses sentimentos não pertencem a ela.

CUIDADO

Cada pessoa é responsável pelo próprio orgasmo. Isso significa que, se uma pessoa quiser melhorar alguma coisa, é ela quem deve melhorá-la, e não o seu parceiro ou parceira.

UMA VERDADEIRA HISTÓRIA

Antônio se queixou da falta de orgasmo da esposa, chamando-a de frígida. Mais tarde, com minha orientação, Júlia aprendeu a atingir o orgasmo sozinha, sem muita dificuldade. Então, ficou evidente que Antônio era um péssimo amante, e que nunca havia se dado ao trabalho de estimular sua mulher. Até que Júlia decidiu orientá-lo na cama: "Vamos fazer isso juntos e será maravilhoso! Também vou poder gozar!". Quando Antônio sentiu sua suposta superioridade sexual cair por terra, sentiu-se ameaçado diante da atitude da esposa.

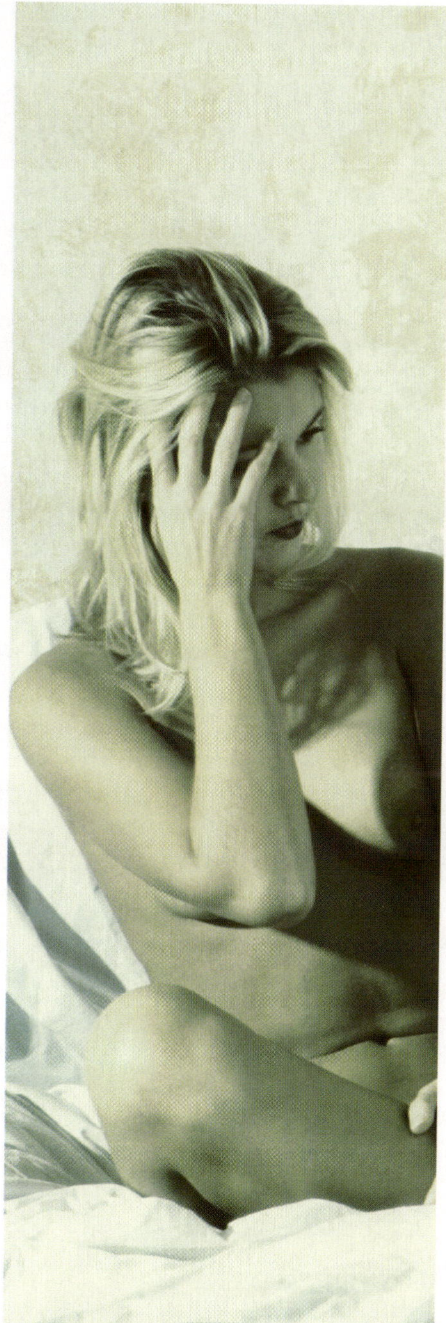

Dificuldades para se envolver sexualmente

Se sentir que outra pessoa espera muito de você, e se você é do tipo que não consegue se envolver sexualmente com facilidade, essa é uma ansiedade baseada em uma crença sua sobre si mesmo. Você traz consigo a concepção de que tem de ser perfeito como amante, sem jamais cometer erros, mas também que você não é capaz de fazer isso; então, conclui que é um fracasso como pessoa, que não é capaz de segurar um parceiro ou parceira porque não é atraente o bastante para manter o interesse dele ou dela. Então, ao considerar o tempo que leva para confiar em alguém e realmente se soltar, você se desespera por antecipação.

Aqui, alguns ensinamentos para melhorar sua autoconfiança podem ser valiosos. Um deles diz: "Cometer erros é humano, mas é preciso aprender com eles". Os erros são uma parte do nosso processo de aprendizagem. A outra parte é o que fazemos com eles. Assim, da próxima vez em que conhecer alguém interessante, no momento mais adequado, explique-lhe que, para você, as coisas precisam ir devagar. Diga que você fica nervoso porque teme as expectativas da outra pessoa. Se sentir que estão indo rápido demais, não hesite em pular fora. Se o novo parceiro for apressadinho demais e quiser ir imediatamente para a cama, recue e diga: "Eu quero muito isso, mas ainda não é a hora certa". Quarenta anos de vida sexual me ensinaram que se um parceiro ou parceira for a pessoa "certa", ele ou ela saberá compreender e aceitar. Se for a pessoa errada, ele ou ela não terá paciência para lidar com suas hesitações, e você terá aprendido algo sobre a personalidade dele ou dela. Pense bem, se ele ou ela não puder ser paciente logo no início do relacionamento, terá ainda menos paciência ao longo do tempo.

PRESTE ATENÇÃO

Ficar com alguém com quem não se consegue envolver-se sexualmente é sinal de falta de autoconfiança. Aprenda a superar velhas crenças, porque sexo bom é entrega e muito envolvimento.

Aprenda a reconhecer e a confiar nos próprios instintos. Não descarte uma pessoa antes de lhe dar a chance de relaxar; afinal, ela pode ter as mesmas dificuldades que você. Dê-lhe tempo e aprenda a se sentir bem consigo mesmo e acredite na sua capacidade de sobreviver sem um companheiro, se necessário for. Muitas vezes, é justamente no momento em que ganhamos autoconfiança e independência que nos tornamos verdadeiramente atraentes. É comum ouvirmos dizer que não podemos viver sem ter alguém para nos amar. Com certeza, é muito bom amar e ser amado, mas você também pode viver perfeitamente feliz sem isso. Assim, reorganize seus pensamentos a partir da *sua* força interior.

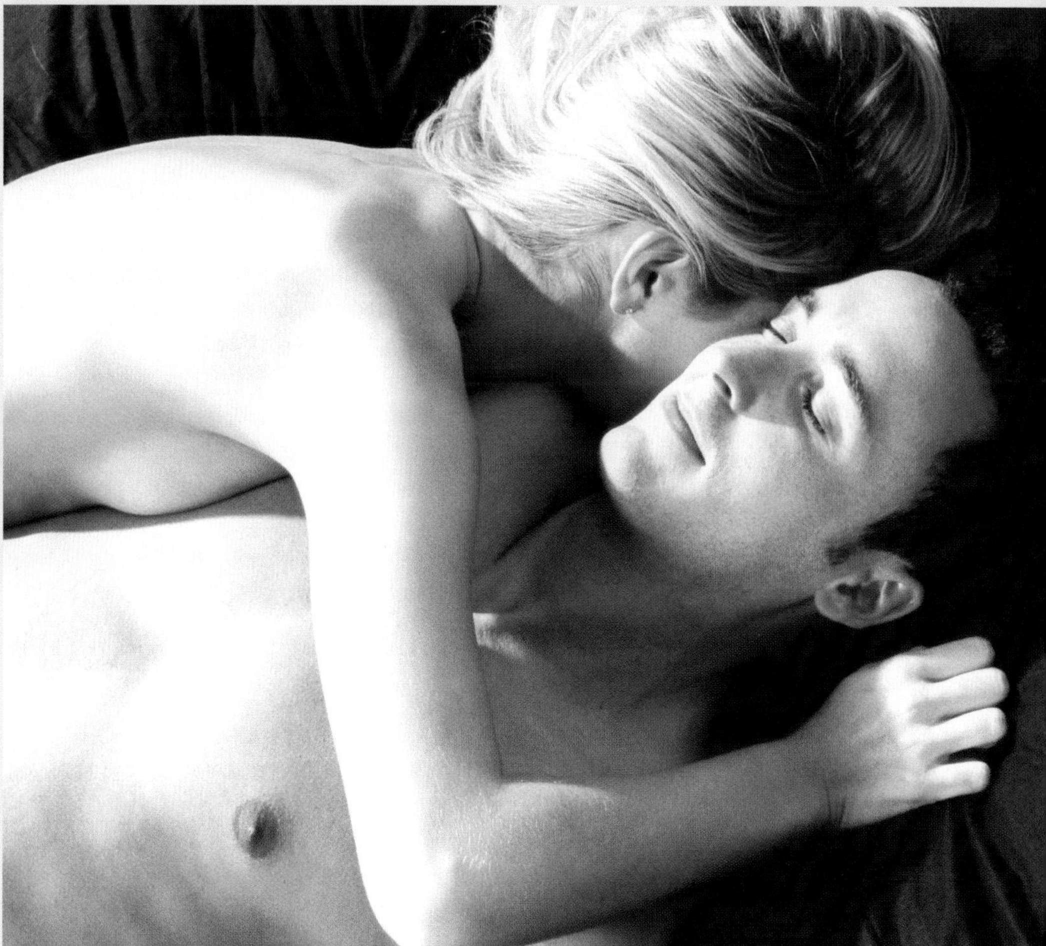

Sentimento de inferioridade causado por idéias não convencionais

Se sua idéia de sexo não inclui fazer amor sábado à noite, na cama de casal e na posição papai-e-mamãe, provavelmente você é uma dessas pessoas sortudas com uma sexualidade natural. Para você, chegar ao orgasmo não é nada difícil, por isso realmente adora ir a certas festas "especiais". De fato, você já deve ter experimentado sexo a três e troca de casais, e sobreviveu para curtir as experiências. Porém – e este é um grande porém – você se sente obrigado a manter sua sexualidade em segredo. Você tem certeza de que, se revelar suas aventuras sexuais, será mal visto pela sociedade. Além disso, esse tipo de "atitude" tem suas conseqüências na vida conjugal.

Para você, é quase impossível se acomodar à rotina sexual do sábado à noite, porque simplesmente se consumiria no tédio e na frustração. Contudo, você é um ser humano e deseja se acomodar, quer ter uma vida estável como todo mundo. Assim, quando seus desejos sexuais fogem ao padrão, sente-se infeliz consigo. Acredita que existe algo de indigno no seu modo de ser e que, por isso, jamais irá merecer um casamento normal.

DÊ NOME AOS BOIS

Cuidado com as atitudes preconceituosas que taxam as variações sexuais como erradas. Olhe para essas atitudes do jeito que elas são: como a marca da ignorância e do medo.

Sem dúvida, esse é um fardo pesado demais para qualquer um carregar. Possivelmente, você é dessas pessoas que são ousadas na cama, mas tímidas para expressar o que pensam a um parceiro ou parceira. Esse seu instinto pode ser bem apropriado. Entretanto, se uma força tão grande em sua vida tiver de permanecer oculta, de fato, será difícil encontrar a pessoa certa para ter ao seu lado.

Em primeiro lugar, você deve parar de se sentir inferior. Você é uma pessoa normal como qualquer outra. De certo modo, você é abençoado. Existem grandes vantagens em possuir uma "sexualidade natural"; por exemplo: você consegue ser totalmente confiante nesse aspecto da sua vida, algo difícil para muitas pessoas. Sua sexualidade faz parte da resposta sexual humana normal, e, assim, não há nada de errado ou de indigno com ela ou com você. Seu problema é o julgamento dos outros sobre seu comportamento sexual. Você não quer ser um pária na sociedade só pela maneira como se comporta.

A solução seria construir sua vida com base na sua "sexualidade à flor da pele", em vez de varrê-la para debaixo do tapete. A pessoa ideal para você é alguém que compartilhe do mesmo pensamento e, por isso, seja capaz de aceitar você do jeito que é. Inicie um relacionamento com uma pessoa que você conheceu numa festa. Procure por afinidades emocionais e sexuais. Assim que encontrar alguém que aceite você e sua sexualidade, você se sentirá muito melhor.

Quando uma pessoa combate a variedade sexual é porque ela se sente muito ameaçada. Não vale a pena perder seu tempo com as idéias dela. Ao contrário, aprenda a fortalecer as suas próprias, que são as de um ser humano perfeitamente decente como você. Por isso, toda vez que for envolvido por aquele sentimento de inferioridade, diga a si mesmo que é o medo de outra pessoa que tenta controlar você.

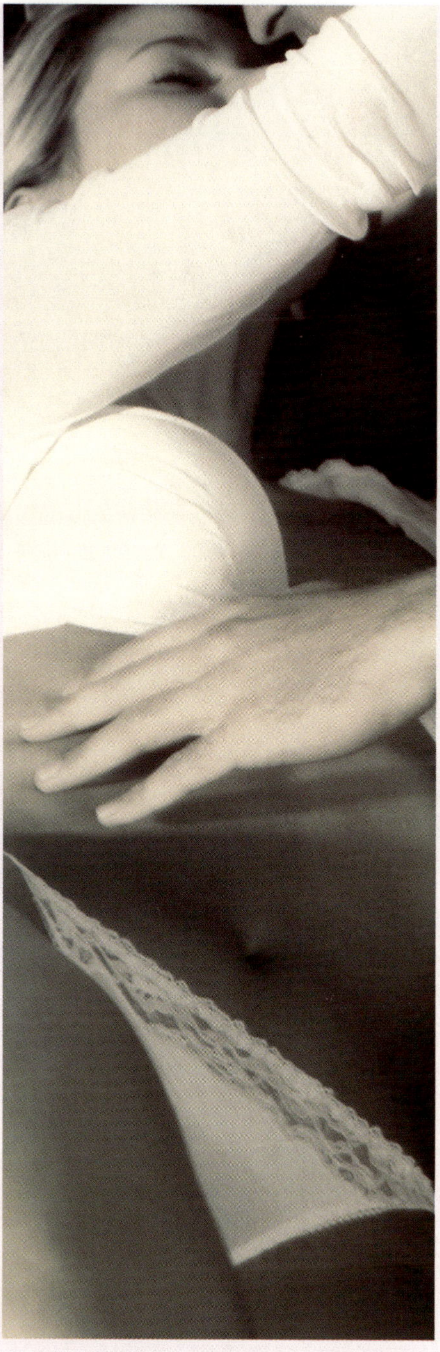

Sentimento de inferioridade causado por idéias convencionais

Toda revista que você folheia tem uma matéria sobre como fazer sexo em 69 posições diferentes. Além de realmente não gostar disso, o problema é que você começa a se sentir inadequado só porque nunca desejou experimentar nada de muito diferente. Você gosta de sexo, sim, mas no lugar certo. Por isso, o que você pode fazer para não se sentir como a rainha (ou o rei) do convencionalismo?

Tranqüilize-se. Embora muito se escreva sobre as loucas vidas sexuais de homens e mulheres, existe um abismo entre a vida real e essas matérias. Pessoas como você são a maioria; por isso, esqueça a propaganda e prepare-se para o próximo sábado à noite! Se quiser torná-lo um dia especial, faça uma massagem em seu parceiro ou parceira, como um pequeno extra. Talvez esse seja o presente mais sensual que você seja capaz de oferecer a alguém. Contudo, se você realmente não quiser fazê-lo, não faça. Você tem direito a ter suas preferências.

NORMAL É LEGAL

Da próxima vez em que uma sombra de ansiedade passar por sua mente, lembre-se de que quase todos os seus possíveis parceiros ou parceiras se sentiriam aliviados em saber que você prefere algo normal, porém muito bom.

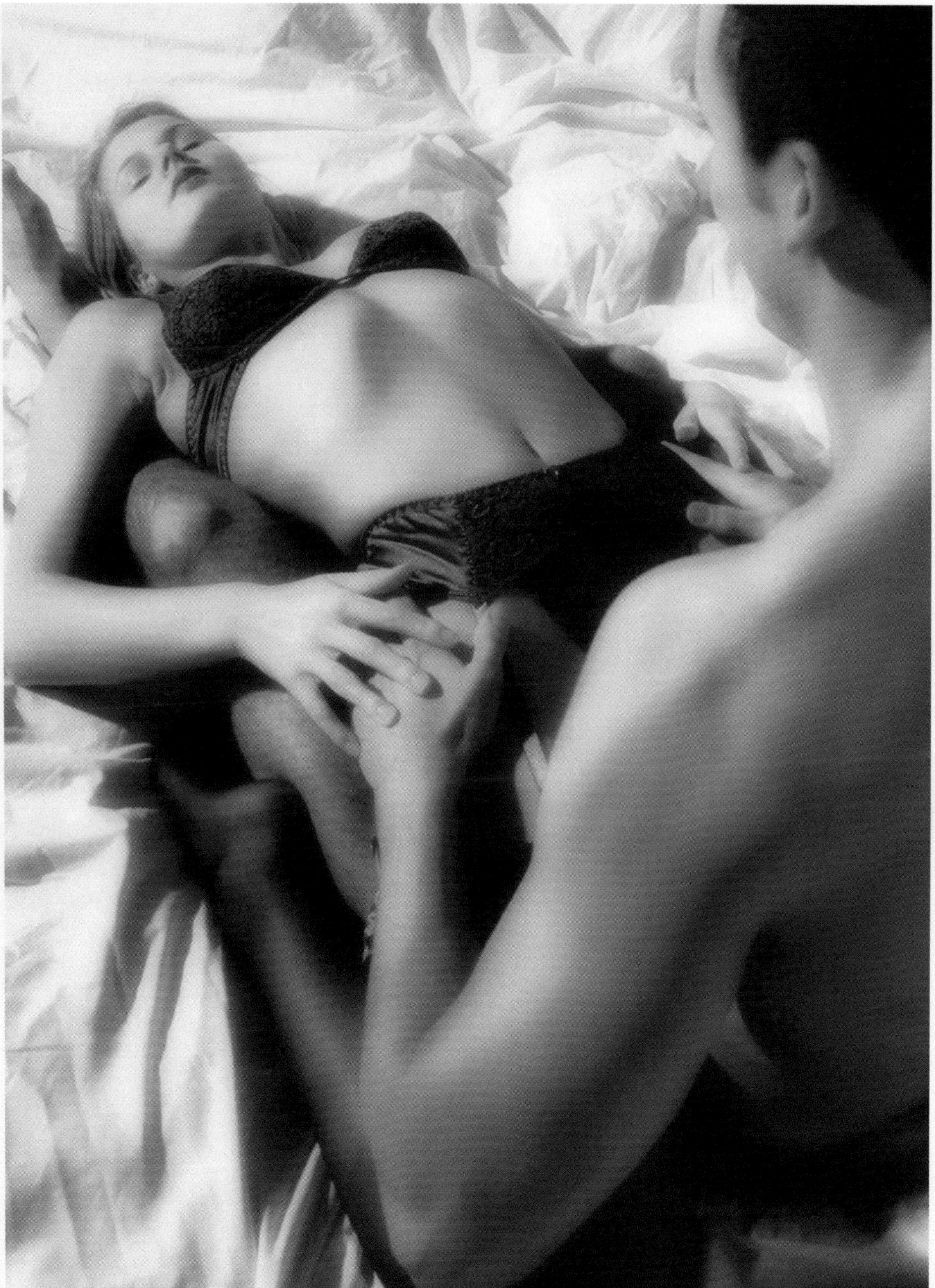

Desejo de ter orgasmo em toda relação sexual

Nem sempre isso acontece. Será que isso significa que algo está errado?

Claro que não; a libido é variável, assim como a qualidade do orgasmo. Há vezes em que fazemos amor apenas porque nossos parceiros querem. Mesmo sem ter muita vontade, seguimos em frente porque nós os amamos. Outras vezes, há outras coisas em nossa cabeça que roubam nossa capacidade de relaxar e curtir.

Porém, o que é importante quando não se tem um orgasmo é explicar por que isso aconteceu de uma maneira que seu amante não se sinta rejeitado. Contudo, se a falta de orgasmo se repete mais e mais vezes, então você precisa refletir sobre seus sentimentos e sobre seu relacionamento. O que acontece com você ou entre vocês que parece colocar o orgasmo fora de questão?

UMA DICA

Compreenda que o orgasmo é variável. Nenhuma mulher tem orgasmos em todas as vezes.

Não existe uma maneira "certa" de fazer sexo. É claro que é prazeroso sentir um orgasmo, mas somente se você realmente desejá-lo. Desejo é essencial, não o orgasmo. Também o desejo não é o único fator importante. O fato de você não desejar loucamente uma pessoa não significa que não a ame. Pode significar, porém, que seu relacionamento mudou de algum modo e que, talvez, precise de algumas reformulações.

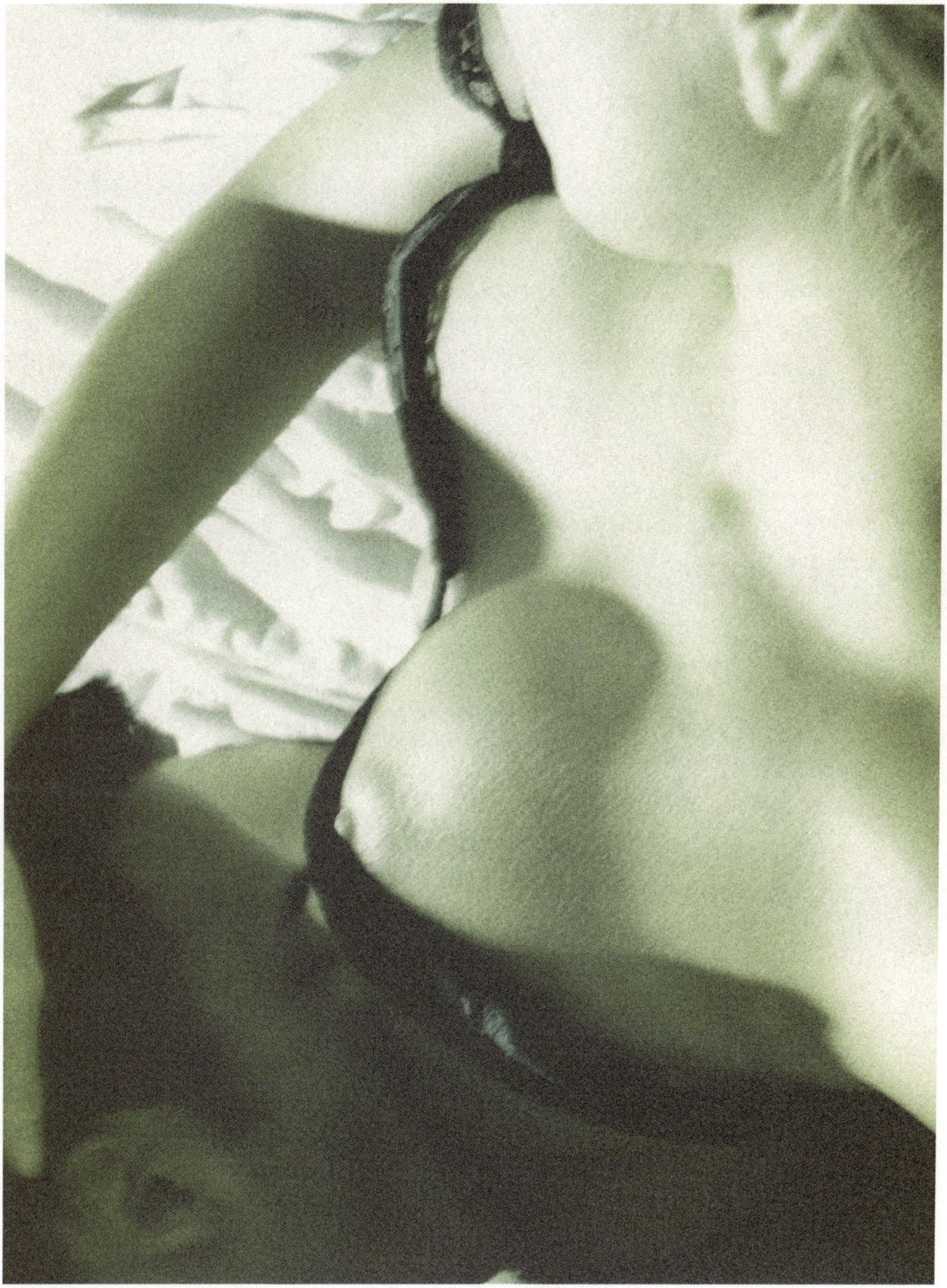

Insatisfação com seus orgasmos

Você está contente por ter um orgasmo. Mas ele parece curto e superficial. Por que não sinto orgasmos intensos e explosivos como, por exemplo, nos filmes?

O orgasmo varia imensamente, não apenas de pessoa para pessoa, mas ele também é diferente quase toda vez. Se você não tem um orgasmo há muito tempo, quando ele chegar, poderá ser contido, explosivo, forte, rápido ou intenso. Entretanto, se esse é o seu quinto orgasmo do dia, poderá ser difícil de alcançar, ou talvez seja curto e pouco intenso.

Um orgasmo pode durar horas ou apenas alguns segundos. Algumas pessoas têm orgasmo, mas não o sentem, tomando consciência dele somente quando percebem os movimentos ou quando olham no espelho, um tipo de orgasmo anestesiado. As descrições do orgasmo também variam de

"É como o movimento gentil das ondas"

a

"É uma sensação penetrante que se espalha pelo meu corpo até que ele seja totalmente tomado por um sentimento incrível".

MUDE O FOCO

Um copo meio vazio também é um copo meio cheio. Se nenhuma das minhas sugestões der certo, aprenda a valorizar o que você conseguir em vez de lamentar o que você não tem.

Já que o orgasmo é tudo isso, então, por que não sinto algo mais profundo?

Aqui está uma lista de razões:

- Você não consegue atingir um nível de excitação intenso antes do orgasmo. Você necessita de muito mais preliminares, e mais e mais.

- Se você é mulher, talvez seu parceiro pare de estimulá-la justamente no instante em que seu orgasmo começa. Mulheres são diferentes dos homens e precisam que a estimulação continue tanto quanto possível para que a sensação clitoridiana também possa continuar. Quando o estímulo pára, o clímax também pára.
- Você se preocupa tanto em controlar o orgasmo que sua mente e seu corpo não conseguem um gozo intenso, realmente selvagem. Você poderia se soltar e melhorar o clímax, gritando, gemendo, especialmente quando sentir que está chegando lá.
- Você tem feito muito sexo ultimamente e seus orgasmos, a cada vez, têm sido menos intensos. Dê um tempo e veja o que acontece.
- Se você é mulher, talvez seu sistema hormonal produza naturalmente menos testosterona, o hormônio que influencia a libido, o desejo e as sensações. Procure um médico para avaliar os níveis do hormônio em seu organismo.
- Se você é homem e tem pouca ou nenhuma sensação orgástica, talvez os níveis de testosterona em seu organismo sejam insuficientes, ou talvez você esteja enfrentando problemas que afetam sua tranqüilidade mental. A melhor maneira de resolver o problema é fazer os exames necessários para conhecer exatamente quais são seus níveis hormonais.
- Se seu orgasmo é superficial e difícil de sentir, sugiro que você examine seu relacionamento. Se a dificuldade estiver em você, talvez uma orientação médica seja necessária; mas, se o motivo de sua insatisfação for o próprio relacionamento, porque sente ótimos orgasmos durante a masturbação, então, é hora de pensar em seus sentimentos em relação ao seu parceiro. É só com ele ou ela que isso acontece? Talvez seu problema seja inibição. Se essa for a questão, procure um terapeuta sexual, que ajudará você a superar certas idéias fixas que atrapalham seu prazer. Se isso não der certo, outra alternativa pode ser o uso de medicamentos específicos.

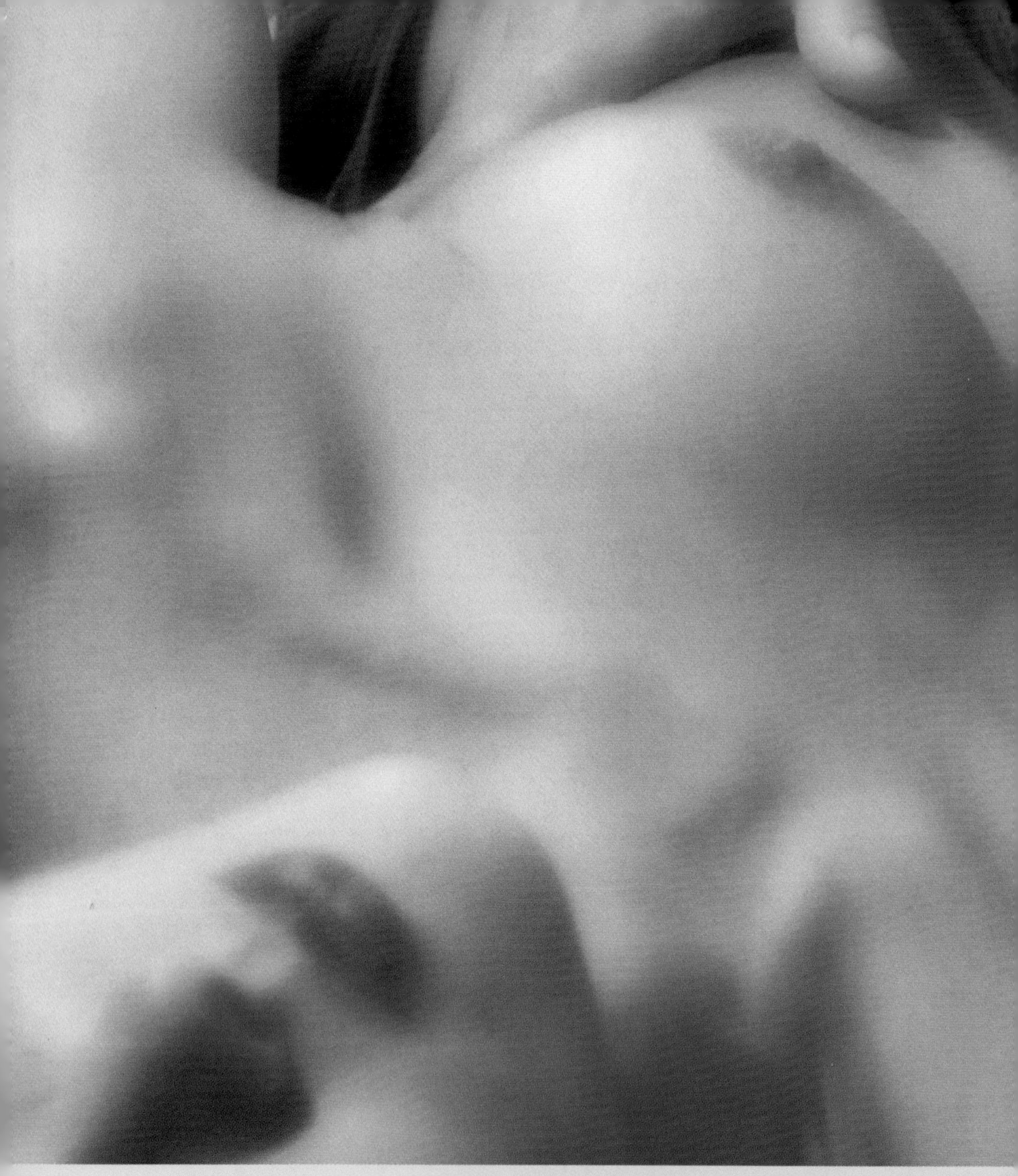

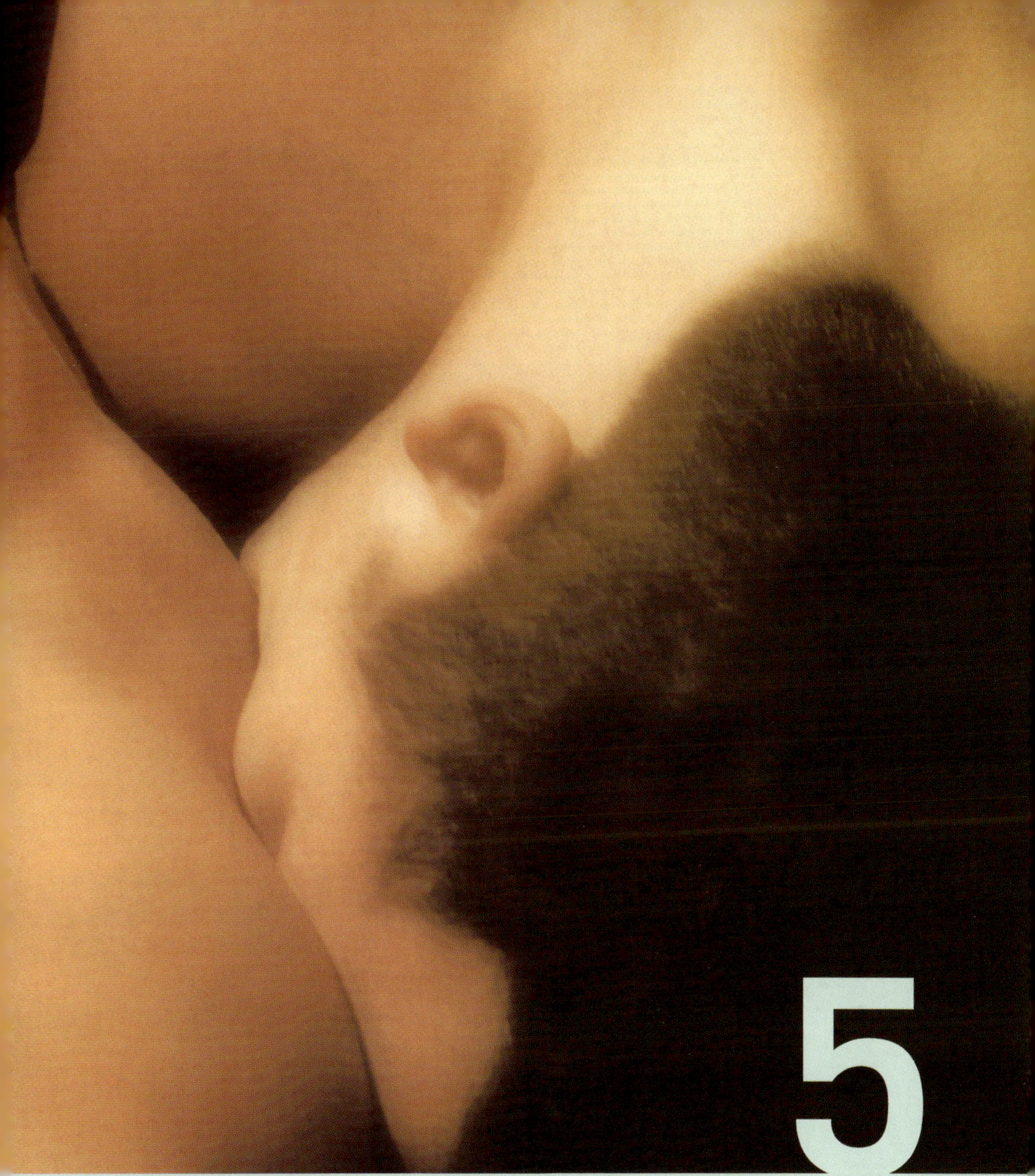

5

As concepções sobre o sexo ao longo da história

A evolução do sexo

A maneira como fazemos sexo parece mudar a cada duas gerações. Pode não ser uma mudança muito significativa (isto é, o pênis ainda penetra a vagina), mas há uma diferença no modo como o sexo é entendido e valorizado como parte essencial da vida. Um pensamento diferente muda a experiência, mesmo que imperceptivelmente. A geração do computador, por exemplo, acostumada a lidar com rápidas informações, pode influenciar, diretamente, na maneira de fazer sexo, sendo, cada vez, mais acelerada. E sabemos que isso já acontece. Os momentos de concentração parecem ficar mais breves, mas também ganham em intensidade.

Nesta seção, vamos discutir nossos comportamentos sexuais, lembrando que esses comportamentos dependem da época em que vivemos. Aqui, vamos tratar dos últimos cem anos, já que foi somente a partir do final do século XIX que as práticas sexuais começaram a ser registradas.

Entretanto, o que nos interessa mesmo são as atitudes sexuais dos nossos avós e bisavós, pois são elas que estão na base das nossas práticas sexuais.

É sobre essa base de crenças dos nossos avós que construímos, renovamos e recriamos nossas concepções sexuais. Nós herdamos algumas das suas idéias e modos de ser. Contudo, modos de pensar e de ser também evoluem durante nosso próprio tempo, graças à transmissão horizontal de referenciais, aquela condição em que adquirimos idéias dos nossos pares (nossa própria geração), e não somente dos nossos pais. Olhar para os últimos cem anos e descobrir quais idéias herdamos dos nossos ancestrais e quais provêm da nossa cultura contemporânea pode ser um exercício fascinante.

Fim do século XIX e início do século XX – O duplo padrão

Sem dúvida alguma, na era vitoriana havia muitos homens e mulheres que tiveram uma boa experiência sexual por um feliz acaso, exatamente como acontece hoje. Porém, a crença dominante da classe média vitoriana dizia que o sexo não era uma coisa boa da qual as mulheres respeitáveis podiam gostar. Foi uma época de tamanha repressão sexual que até as pernas das cadeiras eram cobertas. As mulheres da classe média não tinham qualquer expectativa quanto ao êxtase sexual; na verdade, elas provavelmente temiam o contato sexual no começo do casamento e podem ter vivido sem jamais experimentar o prazer do sexo. Por sua vez, as mulheres da classe operária, se casadas com um homem pobre e alcoólatra, tinham grande chance de sofrer abusos do marido. Considerando que a contracepção não existia, é possível que as mulheres se desesperassem para não fazer sexo com freqüência, pois manter relações sexuais significava mais uma gravidez e um parto difícil, outra boca para alimentar, mais cansaço e ainda mais pressão.

Em contraposição a isso, havia outro padrão, de acordo com o qual se acreditava que os homens tinham um apetite sexual incontrolável, que precisava ser satisfeito por razões de saúde. Se pertencesse à classe média, isso significava que você podia fazer sexo com outras mulheres além da sua esposa. No final da era vitoriana, havia centenas de milhares de prostitutas, e não só mulheres, mas também rapazes e crianças. Havia bordéis em todas as grandes cidades, freqüentados por homens que achavam normal desfrutar de uma segunda vida secreta. Desse modo, o sexo prazeroso tornou-se algo para se esconder, para ser varrido para debaixo do tapete. Para as esposas, irremediavelmente o sexo estava associado à gravidez, muito embora existissem alguns métodos anticoncepcionais, que poucas mulheres "respeitáveis" conheciam.

A masturbação era vista como prejudicial ao organismo: cada colher de chá de sêmen equivalia à perda de meio litro de sangue. Idéias absurdas como essa foram inventadas para conter o masturbador crônico.

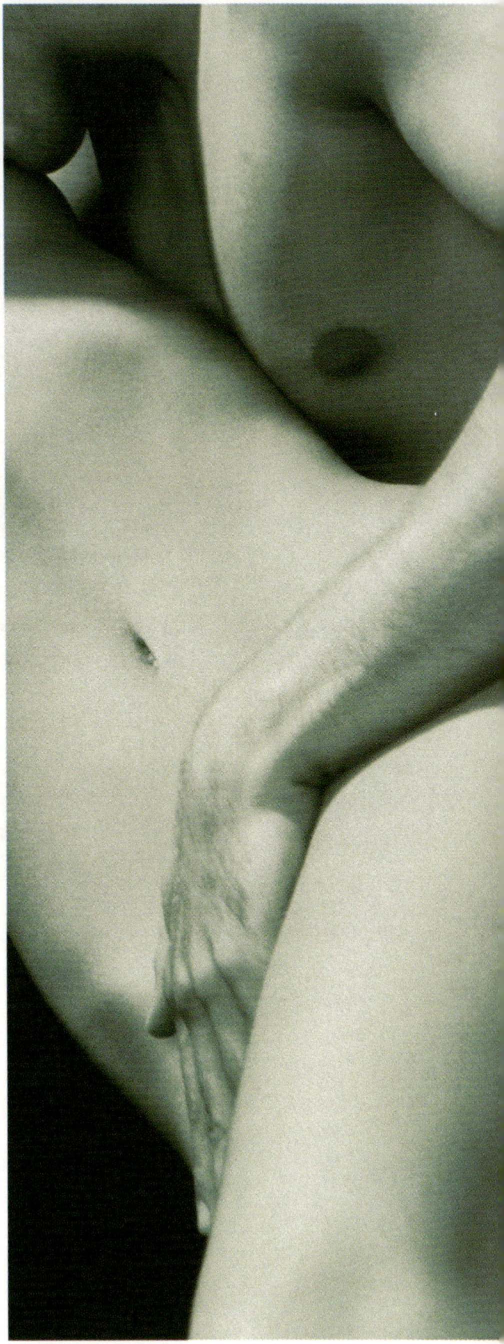

O que podemos ter herdado de tudo isso?

As noções de que o sexo:

- Deve ser escondido e jamais comentado;
- Pode ser responsável pela pobreza e pela privação;
- Na forma de masturbação é prejudicial à saúde, e também que o sexo é sujo;
- Só é realmente prazeroso quando feito em condições "proibidas";
- Só é realmente prazeroso quando explora situações de risco;
- É uma fonte de estresse e de conflito, de miséria e de dor;
- É ótimo para os homens, mas fora de questão para as mulheres.

Entretanto, surgiu um aspecto liberal no final do século XIX, que consistiu no trabalho e nas traduções do grande explorador da era vitoriana, Sir Richard Burton. Ele e sua mulher, Isobel, viajaram por toda a Arábia e pelo Extremo Oriente. Ali, ele encontrou antigas coleções de escritos eróticos que o deixaram fascinado. Assim, Burton contratou tradutores e publicou alguns livros na Inglaterra, em edições privadas. Ele tinha tanta consciência do escândalo que iria provocar que preferiu permanecer anônimo na publicação do primeiro livro, o *Kama Sutra*. Contudo, a notícia se espalhou rapidamente e ele não se incomodou em manter o anonimato na publicação de outros dois títulos: *O Jardim Perfumado* e o manual erótico *Ananga Ranga*. Embora fossem considerados "livros sujos", havia algo de exótico neles. Eles carregavam certa marca distintiva, pelo fato de o próprio Burton ser uma figura proeminente e também por ele ter, afinal, falado sobre as edições abertamente.

O que podemos ter herdado de tudo isso?

As noções de que o sexo também pode:

- Ser exótico;
- Despertar o interesse de intelectuais e membros das classes superiores, desde que sejam homens, é claro;
- Oferecer informações sobre uma variedade de posições sexuais, seus pontos fortes e fracos, ou sobre etiqueta e higiene sexual.

As décadas de 1920 e 1930 – O sexo vai ao confessionário

Ao longo do século XIX e início do século XX, observou-se um grande crescimento do poder e do papel da Igreja na sociedade. Milhares de igrejas foram construídas, graças ao progresso da época e à vida social que crescia ao seu redor. O padre (ou o pastor) tornou-se a pessoa a quem recorrer em um momento de necessidade. Graças à destruição causada pela Primeira Guerra Mundial (1914-1918), muitas instituições e barreiras sociais caíram por terra, entre elas a proibição de falar sobre sexo. Foi nesse período que as idéias de Freud, Jung e Adler encontraram o auge. Tudo combinado levou à queda de tabus sociais, de modo que cada vez mais homens e mulheres sentiam-se capazes de falar sobre seus problemas sexuais, embora ainda não entre si, é claro. É aqui que o padre entra em cena. Quando homens e mulheres começaram a procurar o confessionário para pedir aconselhamento, eles não falavam declaradamente sobre problemas sexuais. Sua linguagem era a da fé, quer dizer, apresentavam seus problemas como questões espirituais.

É importante deixar claro que, até então, a maioria das moças de família e muitos homens simplesmente nada sabiam sobre o sexo. Não sabiam como era, nada sabiam sobre o orgasmo feminino, provavelmente acreditavam que a masturbação era prejudicial, enfim, havia um oceano de ignorância sexual. O aumento das discussões sobre sexualidade resultou na conscientização sobre as terríveis condições de vida da classe operária, devido, em parte, às suas enormes famílias. Marie Stopes, autora dos primeiros manuais de conduta sexual, e outros pesquisadores fundaram as primeiras clínicas para o controle da natalidade, com o objetivo de tornar a contracepção um recurso amplamente acessível às mulheres e não apenas um luxo para os ricos.

A CAIXA DE CORREIO DE MARIE STOPES

Procurar ajuda espiritual foi particularmente uma realidade das mulheres. Marie Stopes, pioneira da contracepção e da reforma sexual na Inglaterra, recebeu muitas cartas de mulheres após a publicação do seu controverso livro *Married Love* [Amor no Casamento]. Nas cartas, suas leitoras contavam que haviam procurado o padre para falar da sua dor ou da falta de prazer na cama nupcial. Como explicação, ouviam que, melhorando sua vida espiritual, elas seriam mais felizes consigo mesmas, e que sua sexualidade fluiria mais suavemente. Considerando o confessionário um antecessor do aconselhamento psicossexual, existe uma verdade nisso. Contudo, a ajuda prática na forma de tratamento físico e de intervenção médica tinha ainda um grande caminho a percorrer. As cartas a Marie falavam de casamentos verdadeiramente fracassados. Nos Estados Unidos, Margaret Sanger também realizou um trabalho pioneiro no campo das reformas sexuais, incluindo o controle da natalidade.

O que podemos ter herdado de tudo isso?

As noções de que o sexo pode ser:

- Discutido;
- Controlado;
- Compreendido;
- Desfrutado pelas mulheres, desde que elas tenham a educação certa para isso.

Além disso, que a educação sexual era inerente à Igreja e aos seus ministros.

As décadas de 1940 e 1950 – O sexo vai ao médico

Por causa da crescente disponibilidade de métodos de controle da natalidade para as mulheres, lentamente o sexo passou a ser assunto dos consultórios médicos. Durante a guerra, os homens puderam conversar com seus oficiais médicos sobre vários problemas sexuais, sobretudo como medida de prevenção e controle das doenças venéreas. Com o fim da Segunda Guerra Mundial, as mulheres passaram a conversar com seus médicos sobre métodos anticoncepcionais e problemas ginecológicos; entretanto, não sobre o que realmente acontecia entre um homem e uma mulher na cama. Considerando que a orientação disponível na época limitava-se a questões de saúde, podemos dizer que a saúde física havia melhorado, mas a verdade essencial sobre o que se passava sob os lençóis ainda não. Homens e mulheres respeitáveis ainda não conversavam abertamente sobre sexo, graças à herança do passado. O resultado é que muitas concepções falsas ainda prevaleciam. Uma delas dizia que as mulheres não tinham a mesma resposta sexual que os homens porque eram incapazes de ejacular. Muitos médicos acreditavam (e continuaram a acreditar até a década de 1980) que, por causa da ausência de ejaculação, as mulheres não alcançavam o clímax ou, pelo menos, sentiam apenas um orgasmo incompleto e inferior. Isso significava que os homens podiam se sentir superiores e confiantes em seu próprio desempenho sexual, embora, muitas vezes, infelizmente, à custa de suas parceiras.

O que podemos ter herdado de tudo isso?

As noções de que:

- O sexo é uma questão médica, mas ainda não para ser discutida amplamente;
- As mulheres são sexualmente inferiores aos homens e incapazes de ter qualquer tipo de resposta sexual similar;
- Os homens devem ser responsáveis pela sexualidade menor das mulheres;
- Os homens devem mostrar às mulheres o que fazer.

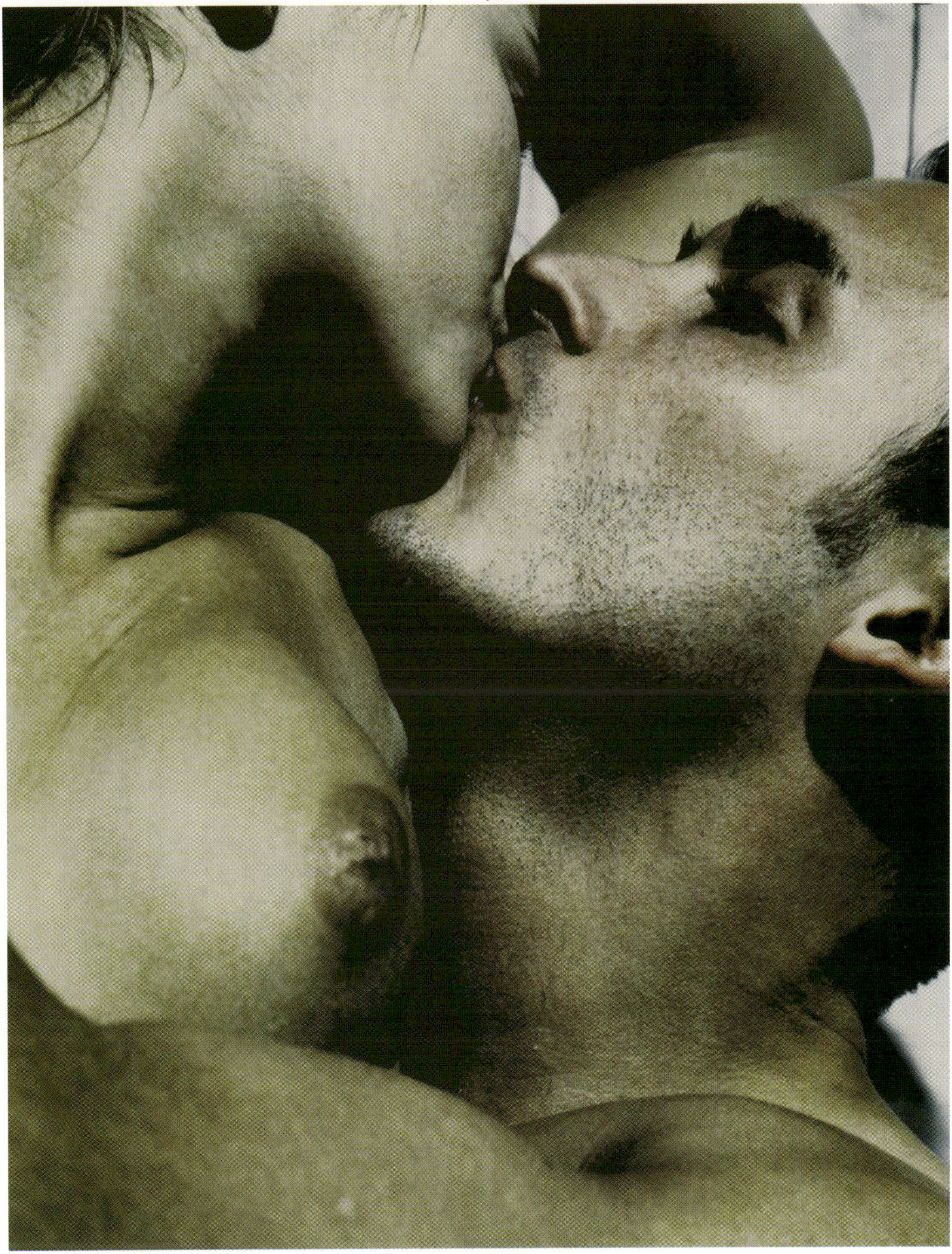

As décadas de 1960 a 1980 – O sexo vai ao terapeuta

A pesquisa sexual floresceu nessa época. Graças ao trabalho pioneiro realizado pelos pesquisadores americanos Alfred Kinsey, William Masters e Virginia Johnson, nas décadas de 1940 e 1950, novas informações chegaram ao público lentamente, durante as décadas de 1960 e 1970. Homens e mulheres perceberam, então, que podiam obter mudanças significativas em sua vida íntima.

Os homens aprenderam que podiam controlar, até certo ponto, alguns problemas sexuais, em vez de se sentirem impotentes para resolvê-los. As mulheres aprenderam que não apenas não eram sexualmente inferiores, mas também que, graças ao orgasmo múltiplo, podiam até ser superiores. De uma hora para outra, o orgasmo tornou-se possível para qualquer pessoa. Além disso, todos falavam sobre o assunto. Contudo, novas pressões recaíram sobre os ombros masculinos e femininos. Os homens passaram a se queixar que as mulheres eram muito exigentes. Por causa do avanço do movimento feminista e da relativa segurança que a pílula anticoncepcional oferecia, de repente as mulheres perderam o medo de pedir um sexo mais satisfatório e não estavam mais dispostas a receber menos que isso sem reclamar. Essa nova atitude feminina colocou enorme pressão sobre os homens. O relaciona-

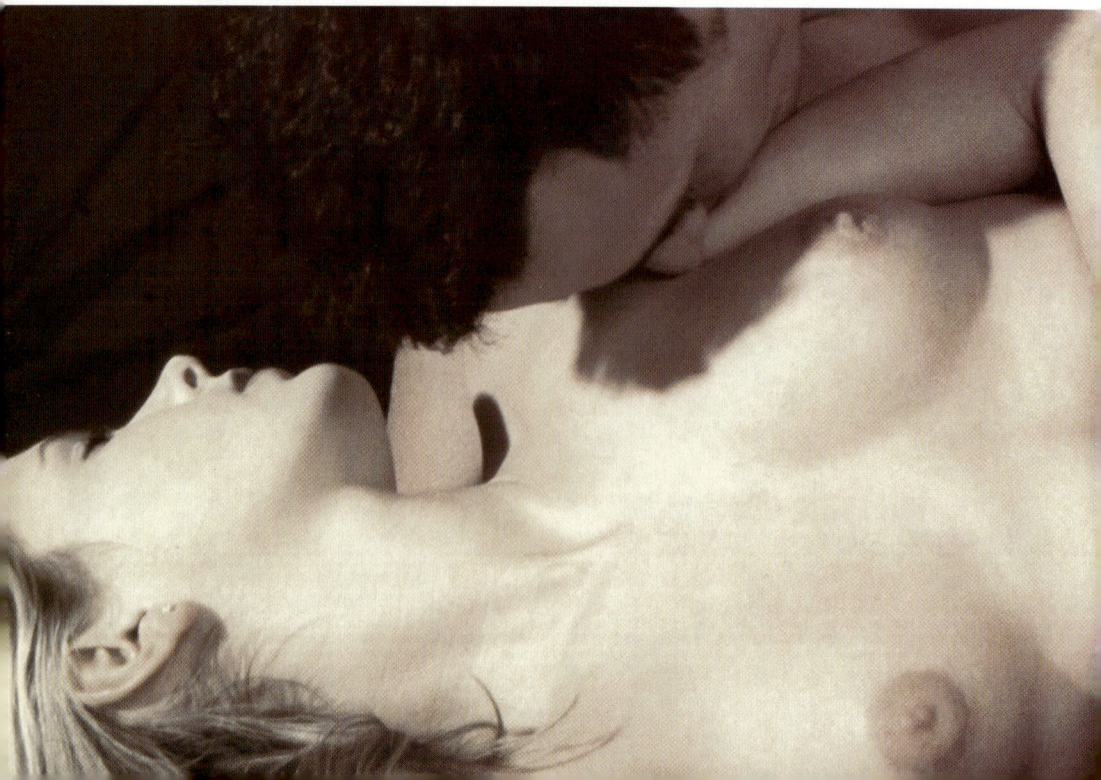

mento entre os sexos tornou-se extremamente erotizado. Nesse contexto, você deveria fazer sexo com freqüência em nome da normalidade.

Considerando que fazer sexo o tempo todo era uma coisa mais fácil de falar do que de fazer, as pessoas começaram a precisar de mais auto-afirmação e confiança. Surgiu, então, o terapeuta especializado em relacionamentos, de modo que, em vez de confessar ao padre seus dilemas espirituais, as pessoas passaram a visitar o terapeuta para discutir seus problemas sexuais.

O que podemos ter herdado de tudo isso?

Podemos acreditar que:

- Uma vida sexual satisfatória é um direito de todos, e que podemos ter muitos orgasmos;
- As mulheres podem ser tão dinâmicas na cama quanto os homens e que isso é normal; isso não tem relação alguma com o caráter ou com a personalidade da mulher;
- Graças a eficientes métodos contraceptivos, não precisamos mais nos preocupar com a gravidez indesejada. O sexo por prazer pode ser um dos nossos passatempos.

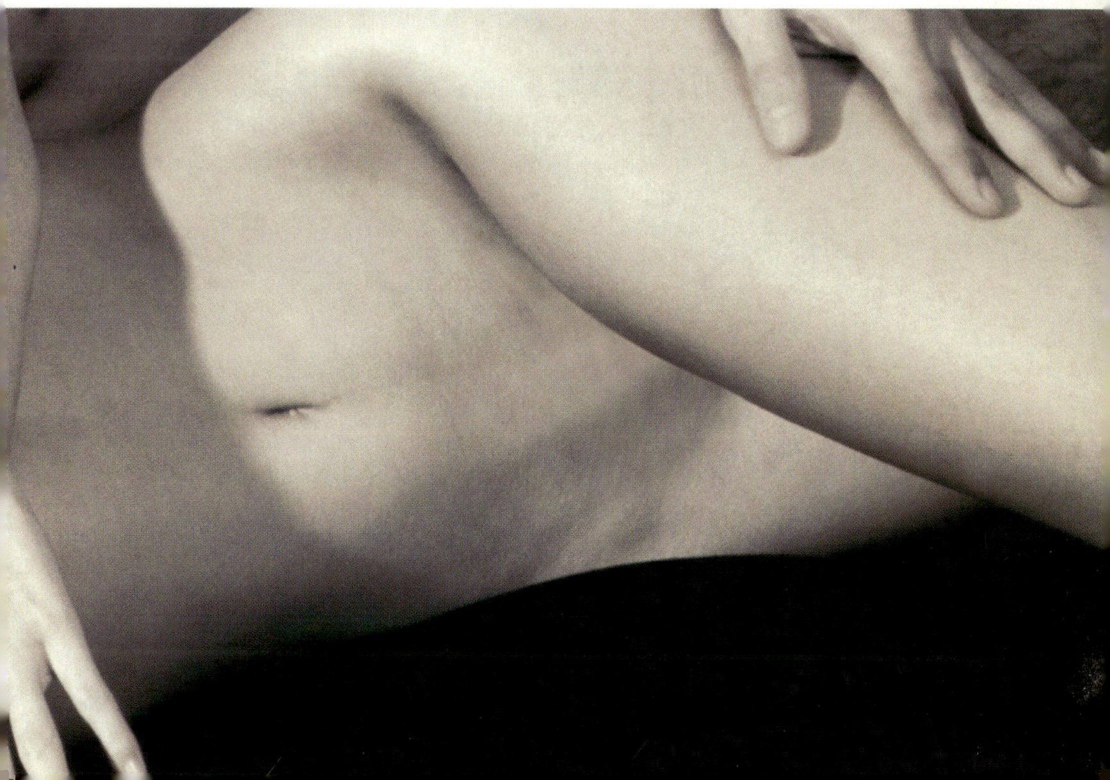

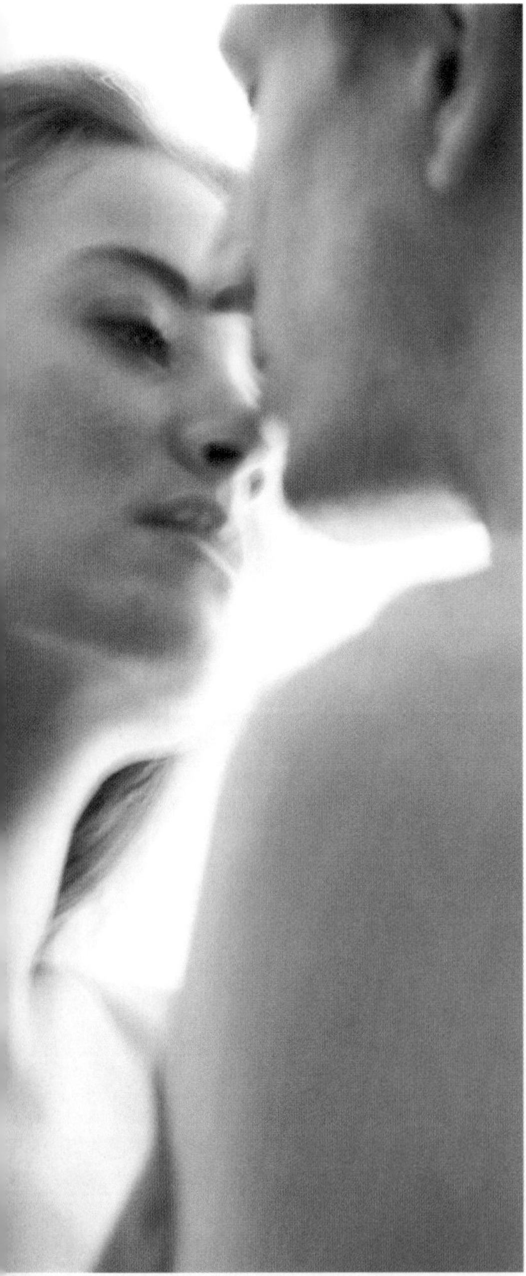

A década de 1990 – O sexo vai à farmácia

No final da década de 1990, havia um grande volume de conhecimentos sobre a fisiologia do sexo; em outras palavras, como o sexo realmente funciona. Enquanto na década de 1970 acreditava-se que 90% dos problemas sexuais tinham origem na mente humana, na década de 1990 soube-se que pelo menos 66% dos problemas sexuais são causados por questões físicas. Tudo o que precisávamos fazer era tomar uma pílula e, como num passe de mágica, lá íamos nós outra vez. Os seres humanos aprenderam a modificar quimicamente sua capacidade de funcionar. E passaram a gastar muito para fazer isso. Porém, o entusiasmo pelo sexo chegou a tamanho extremo que uma nova crença surgiu: se você não gosta de sexo, não tem personalidade. Então, tornou-se imperativo que o sexo funcionasse bem e que isso ficasse evidente para todos. Entretanto, pesquisas bastante consistentes mostraram que até 50% dos homens e das mulheres que faziam sexo com regularidade achavam que havia algo de insatisfatório em suas relações, o que provavelmente indica que é normal a qualidade da atividade sexual variar enormemente.

O que podemos ter herdado de tudo isso?

Muitas pessoas agora acreditam que:

- O sexo funciona mecanicamente;
- Você pode ter controle sobre o sexo;
- Você deve ser capaz de fazer sexo com qualquer pessoa e gostar;
- Problemas sexuais podem ser remediáveis.

No novo milênio

Os medicamentos continuam a ser uma prioridade para homens e mulheres, especialmente as drogas que mantêm as pessoas mais jovens e que prolongam a capacidade de sentir e de responder ao sexo. Contudo, o interesse científico está gradualmente migrando para a pesquisa sobre o cérebro. Não é por acaso que este livro foi elaborado nos termos da evolução e, em particular, a partir dos conhecimentos sobre como o cérebro funciona e como podemos ou não programar nossas pequenas células cinzentas. Um maior entendimento sobre como o cérebro controla o corpo poderá nos ajudar a pensar de modo diferente sobre o sexo. Por exemplo: ao estudar o papel da testosterona na função sexual, observou-se que existe uma conexão entre uma sexualidade acentuada e uma melhor imaginação. Com base nisso, seria interessante se a criatividade se tornasse irrevogavelmente ligada ao dinamismo sexual. Logo a seguir, irei tratar das possíveis conexões entre essas duas habilidades e de como podemos levar a criatividade para o dia-a-dia da diversão sexual.

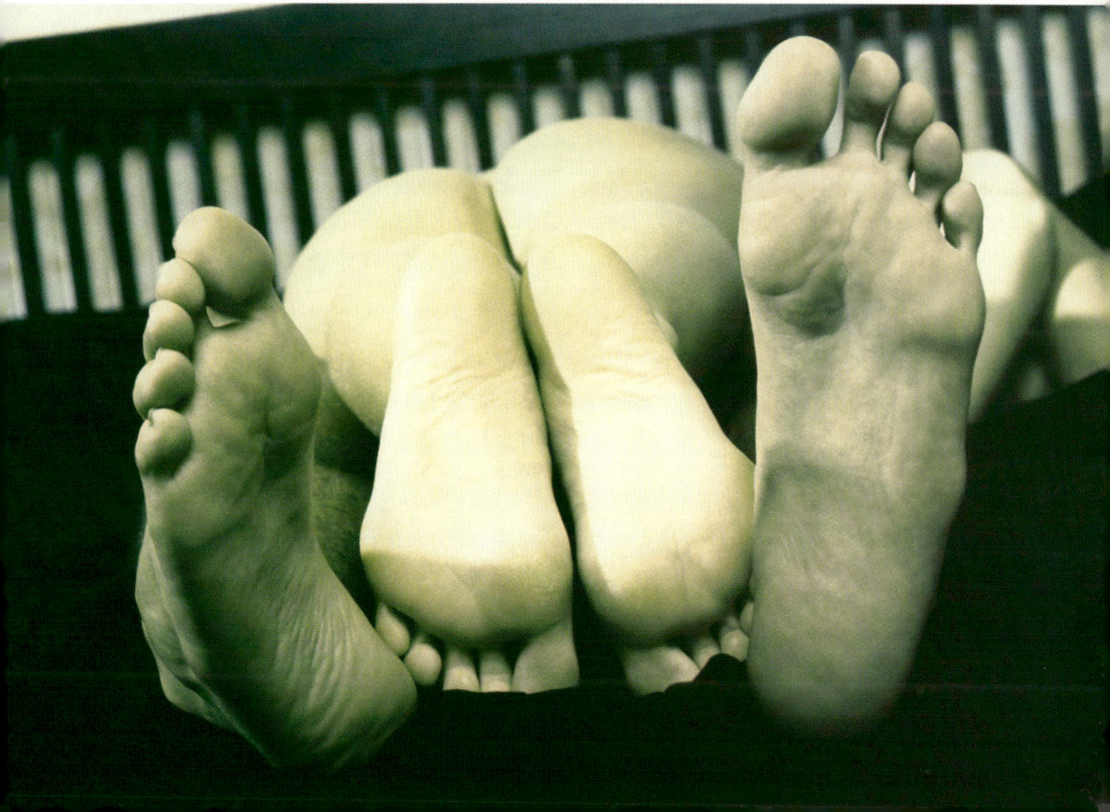

Nossas crenças em retrospectiva

Após ler este capítulo, talvez você perceba que muitas das crenças que herdamos dos nossos antepassados estão em conflito entre si. Muitas pessoas acreditam tanto nas velhas concepções como nas novas. Provavelmente, somos capazes de perceber que determinada idéia faz um grande sentido e, mesmo assim, por alguma razão inexplicável, não conseguimos aceitá-la. Por quê? Porque, é quase certo, existe uma bisavó birrenta instalada em nosso cérebro do século XXI. Vamos tomar apenas uma crença do nosso tempo, por exemplo, de que devemos ser capazes de atingir o orgasmo e de desfrutar o sexo com qualquer parceiro ou parceira razoavelmente conveniente. Nossa bisavó nos dirá que somos criaturas imorais por desejar tal coisa, que assim nos degradamos, e, embora hoje acreditemos que tudo isso seja uma tolice, a idéia permanece ali, dentro de nós, em nossos pensamentos. Ao examinarmos nossas crenças, poderemos ver com clareza que muitas idéias estavam erradas. Isso significa que é perfeitamente possível que, aqui e agora, nosso comportamento ainda seja baseado em falsas concepções. É por isso que precisamos examinar com muito cuidado as nossas obscuras psiques sexuais.

Como identificar as crenças sexuais da nossa família?

Se você tiver parentes mais velhos com quem conversar, será mais fácil. Diferentemente do que você possa pensar, muitos idosos gostam de relembrar a sua vida e contar suas origens, seus costumes.

Sem provocar qualquer ofensa, você poderá obter muitas informações interessantes (veja as sugestões de perguntas logo adiante), que lhe darão uma boa idéia a respeito da vida sexual dos seus antepassados próximos. Atenção para possíveis eventos comoventes ou complicados, como histórias de mães solteiras, de rejeição dos pais, de abortos secretos, de noivados desfeitos, de parceiros alcoólatras e sexualmente violentos, de guerras e tempos difíceis que afetaram a vida sexual, enfim, a lista é interminável. Todos esses acontecimentos podem, de algum modo, causar impacto na sua vida hoje. Agora, relacione todas as suas crenças sexuais (veja o capítulo 4) e compare-as às histórias que você acabou de investigar.

PERGUNTE AOS MAIS VELHOS

- Como era o relacionamento entre seus pais?
- Quais eram as crenças religiosas que orientavam a vida deles?
- Qual era a origem social deles e de que maneira isso influenciou suas crenças?
- Quais foram as circunstâncias em que eles nasceram e foram educados? Eles viveram em tempos de paz ou de guerra, em tempos de dificuldades ou de prosperidade?
- Eram ricos ou pobres?
- Seus pais demonstravam afeto um pelo outro?
- Quantos filhos eles tiveram?
- Eles sofreram repressão por algum comportamento social em relação ao sexo?
- Eles tinham um relacionamento físico feliz ou existiam dificuldades?

A constelação familiar

Outro exercício que sugiro a você, e que foi emprestado da psicologia adleriana, é retratar sua família como uma constelação. Você é o sol, que, é claro, é a estrela mais brilhante. Em volta, coloque cada membro da sua família perto ou longe do sol, dependendo da influência que essas pessoas exercem sobre você. Quando tiver montado toda a sua constelação, observe as personalidades daqueles que estão mais próximos de você e pense no exemplo sexual que eles são. O que você teria aprendido inconscientemente de seus parentes próximos sobre sexualidade?

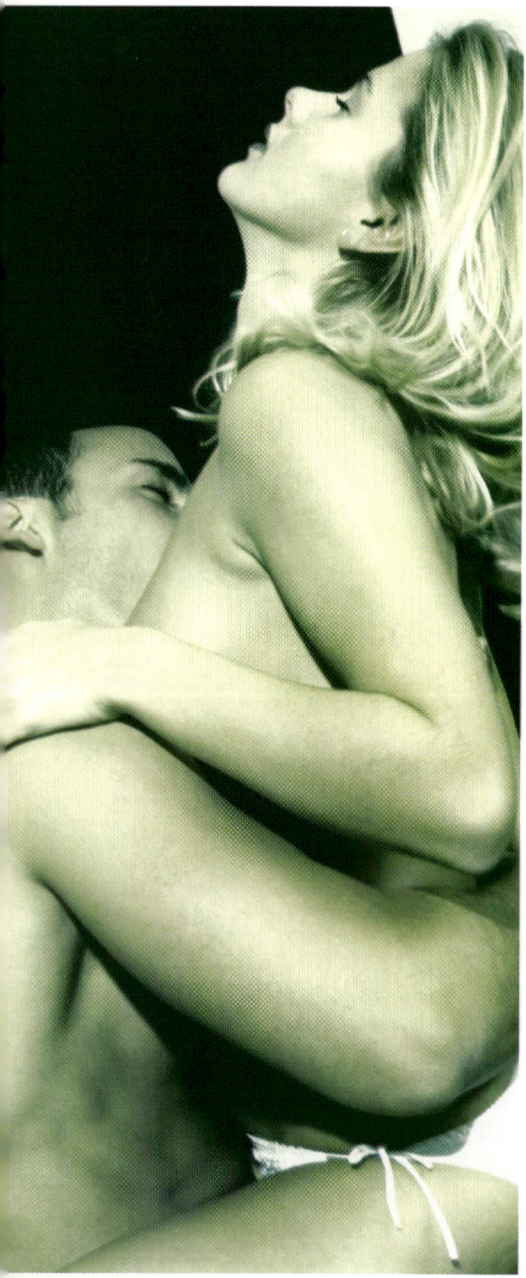

Revele seus sentimentos

Como identificar o modo como você lida com a sexualidade e com os problemas sexuais? Em primeiro lugar, pense em sua infância. Procure se lembrar do acontecimento mais antigo relativo à sexualidade que vem à sua mente. Agora, projete esse acontecimento como se fosse a cena de um filme. Então, congele a cena como se estivesse olhando para uma fotografia. Que título daria a essa foto? Quais sentimentos essa cena lhe traz? Veja, por exemplo, a história de Ana, mais adiante.

Se existem sentimentos inconscientes em relação ao sexo, você poderia perguntar-se: por que incomoda descobrir quais são eles? Ao revelar qual é a sua motivação inconsciente, você poderá compreender suas ações e atitudes e, desse modo, fazer a escolha consciente de mudar seu comportamento sexual, se esse for seu desejo. Ou você poderá continuar a pecar impunemente!

Esses métodos são bem mais eficientes quando o casal identifica seus sentimentos inconscientes sobre o sexo para poder compará-los em conjunto. Ana descobriu que os sentimentos do seu parceiro fizeram dele uma pessoa confiante em relação ao modo como ele conduz sua vida sexual. Ela adorou isso, porque a expectativa dele de que qualquer sexo era bom superou os sentimentos de culpa dela. Além disso, esse aspecto permitiu a ela ser mais sensual do que sua avó interior aprovaria.

A HISTÓRIA DE ANA

Cena de um filme

"Numa das minhas lembranças mais antigas, eu e uma amiguinha, por volta dos 8 anos de idade, participávamos de brincadeiras eróticas. Então, a porta do meu quarto se abriu e minha avó não ficou feliz em ver o que estávamos fazendo. Minha amiga e eu fomos proibidas de brincar juntas de novo e, embora na época eu não sentisse que havia feito nada de errado, hoje me sinto culpada. Inconscientemente, eu achava que havia sido uma menina má."

Fotografia

"Sou surpreendida no meio da brincadeira, com minha avó espiando atrás da porta."

Título da fotografia

Meninas Más.

Sentimentos

"Desgracei minha vida, mas não sei por quê."

Possível impacto no futuro

Pode ser difícil para Ana confiar nos próprios sentimentos ou em um novo parceiro, diante da sensação implícita de que ela poderá desgraçar a si mesma novamente. Entretanto, ela pode ficar tão zangada por sentir culpa que se tornará provocativa. Nesse caso, seu comportamento pode vir a se tornar audaciosamente sexual. Isso não quer dizer que esses sentimentos operem no nível da consciência. Entretanto, eles podem estar por trás de toda a sua vida sexual de um modo totalmente inconsciente.

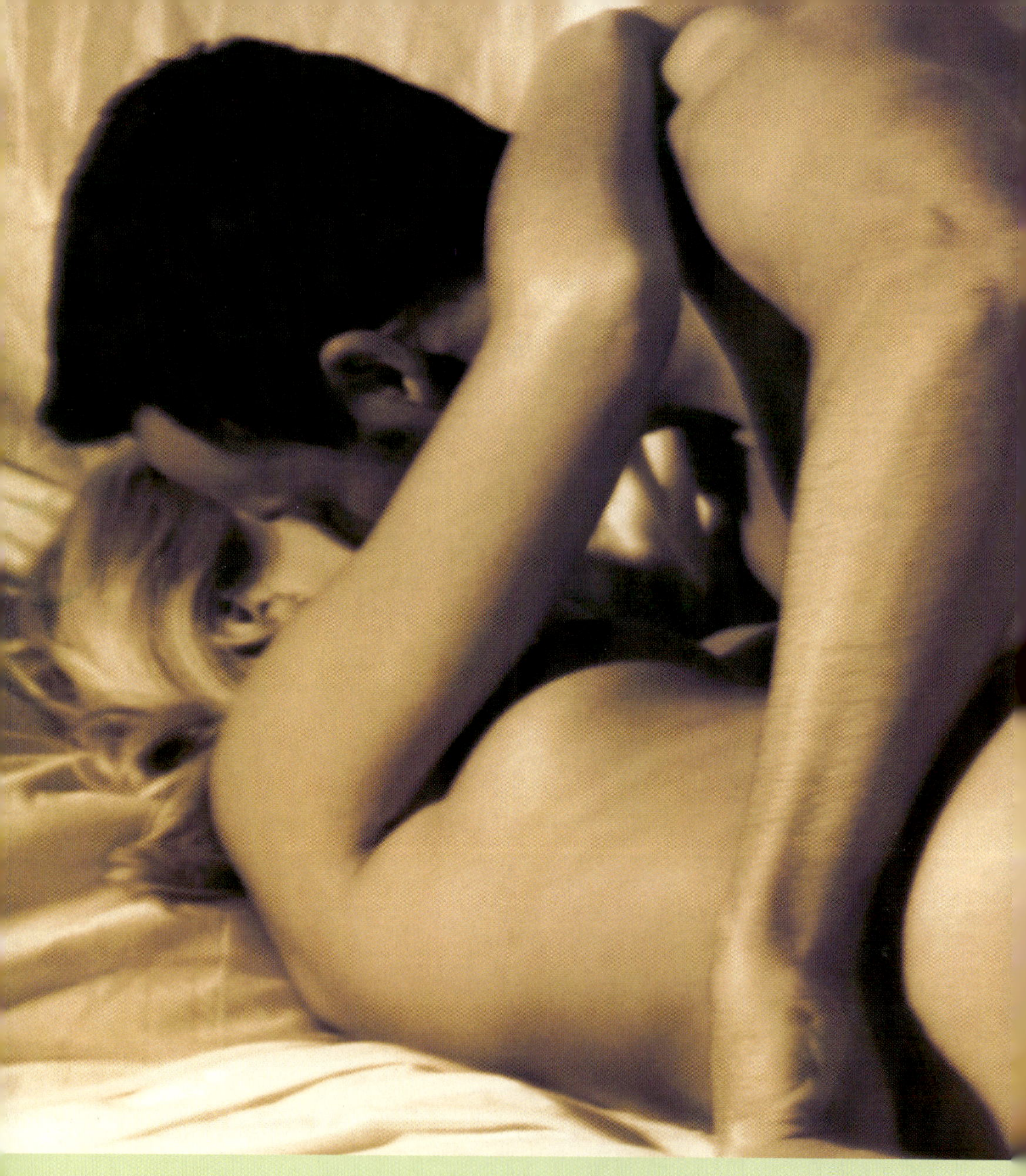

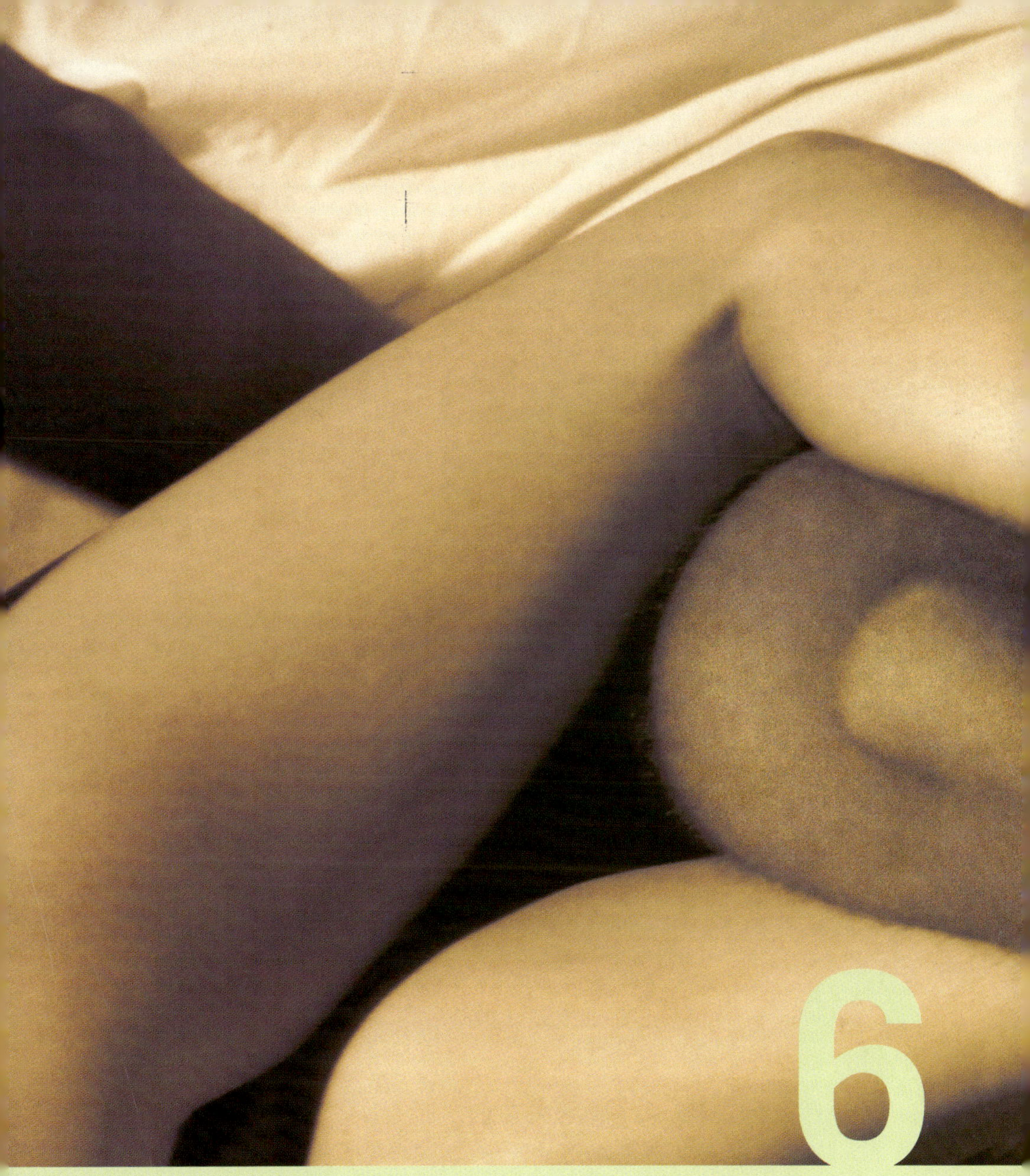

6

O sexo como criatividade

A natureza energética do sexo

A ligação entre sexo e criatividade é a energia. Um dos mitos mais antigos sobre a criação do mundo conta que o mundo é o resultado de um orgasmo cataclísmico dos deuses, uma fusão de sexo e energia. Apesar de todas as descrições subjetivas da sexualidade que atualmente conhecemos, pouca atenção é dada ao fato de que, sem contar a concepção, o ato sexual é um acontecimento intensamente criativo. Aliás, o ato sexual talvez seja uma das manifestações mais criativas dos seres humanos.

Quando começamos a fazer sexo, não sabemos realmente o que fazer. Compreendemos suas funções, mas não sabemos como expressar os sentimentos, como fazer as abordagens, quando e onde colocar nossas mãos. Normalmente, não temos ninguém para nos ensinar ou servir de exemplo. Por isso, somos obrigados a descobrir totalmente sozinhos um jeito de fazer sexo que é único e criativamente só nosso. Esse nosso jeito é especialmente criativo porque é uma invenção não apenas de uma, mas de duas pessoas e, desse modo, as transformações são multiplicadas, ou seja, pode haver muitas variações maravilhosas dessa invenção. Além disso, esse nosso jeito de fazer sexo permanece criativo para sempre, porque toda experiência sexual é uma experiência nova. A cada nova vez que fazemos sexo, estamos um pouco mais velhos, pensamos de maneira diferente, mudamos algo em nosso modo de ser, trazemos um estado de espírito diferente para a nossa relação.

O legado de Freud

O sexo tem sido relacionado a muitos tipos de criatividade, além do próprio ato sexual, embora, muitas vezes, de modo negativo. No legado de Sigmund Freud estão alguns conceitos como ver o sexo como a causa da inveja, como a razão para a sublimação e como alvo para a repressão. Como conseqüência parcial desse pensamento, passou-se a acreditar que escritores, artistas, filósofos e qualquer pessoa que fizesse algo original em sua vida estariam:

- Compensando alguma carência (sentida desde a infância);
- Defendendo-se de alguma coisa ruim, real ou imaginária;
- Recompensando a si próprios por meio de uma fantasia, uma vez que sua vida real não é recompensadora;
- Sublimando a sexualidade infantil.

Possivelmente, todas essas idéias sobre criatividade são verdadeiras. Ademais, é claro, todos esses conceitos são mais complexos do que aparentam. A idéia aqui é que podemos estabelecer muitas relações entre criatividade e sexo.

Quando o sexo envolve o lúdico

A criatividade sexual pode ter muitas formas. Uma delas é a lúdica, a brincadeira. As pessoas brincam. Elas brincam em todas as fases da vida e, especialmente, brincam na cama, muito embora ainda não se compreenda completamente a função que a brincadeira tem. Uma das explicações é que o ato de brincar lhes oferece a oportunidade de ensaiar situações da vida. Entretanto, alguns pensadores acreditam que não é necessário brincar para ensaiar. Outros ainda acreditam que brincar é uma simples liberação física de energia, embora existam muitas outras formas de liberar energia sem envolver o aspecto lúdico.

Ao observar os animais, é possível distinguir entre comportamento lúdico e comportamento sério. De acordo com o psiquiatra inglês Anthony Storr, o comportamento lúdico é exagerado e infrutífero. Os padrões usados pelos animais para brincar são os mesmos que podem ser usados nas situações sérias, mas, nas brincadeiras, tais padrões são usados numa ordem errada, ou realizados apenas parcialmente ou repetidos várias vezes, ou ainda exagerados, de modo que se tornam ineficientes. Acontece o mesmo com os seres humanos. Além disso, animais superiores como os primatas, mais especialmente os chimpanzés, são capazes inclusive de pintar. Segundo o zoólogo inglês Desmond Morris, os chimpanzés ficam tão concentrados na pintura que, às vezes, tornam-se explosivos quando são interrompidos. Eles chegam até a preferir a pintura ao alimento,

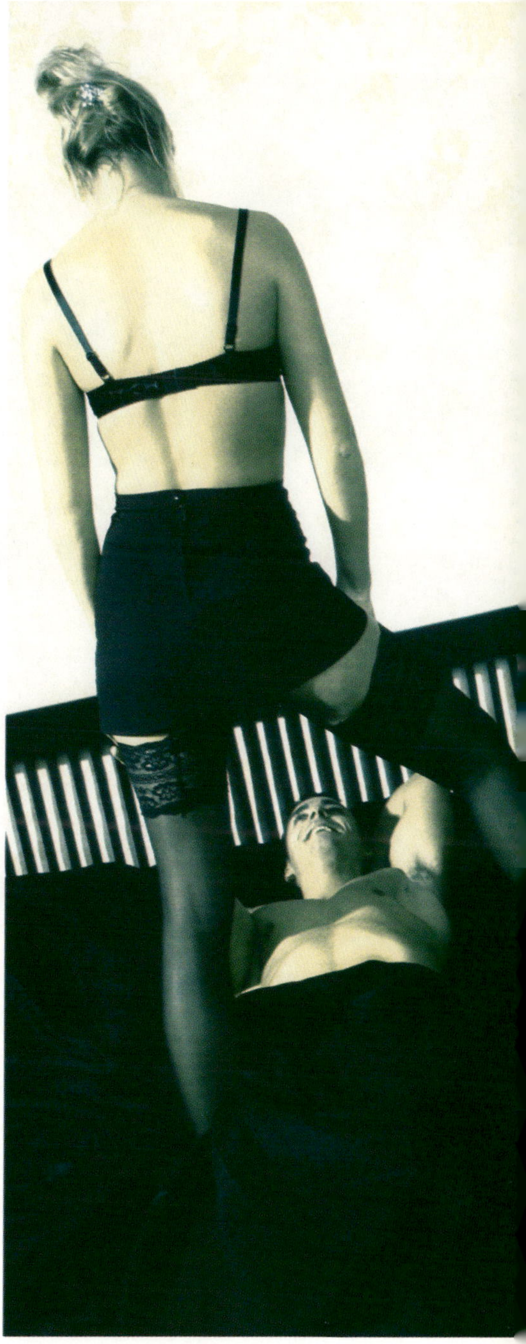

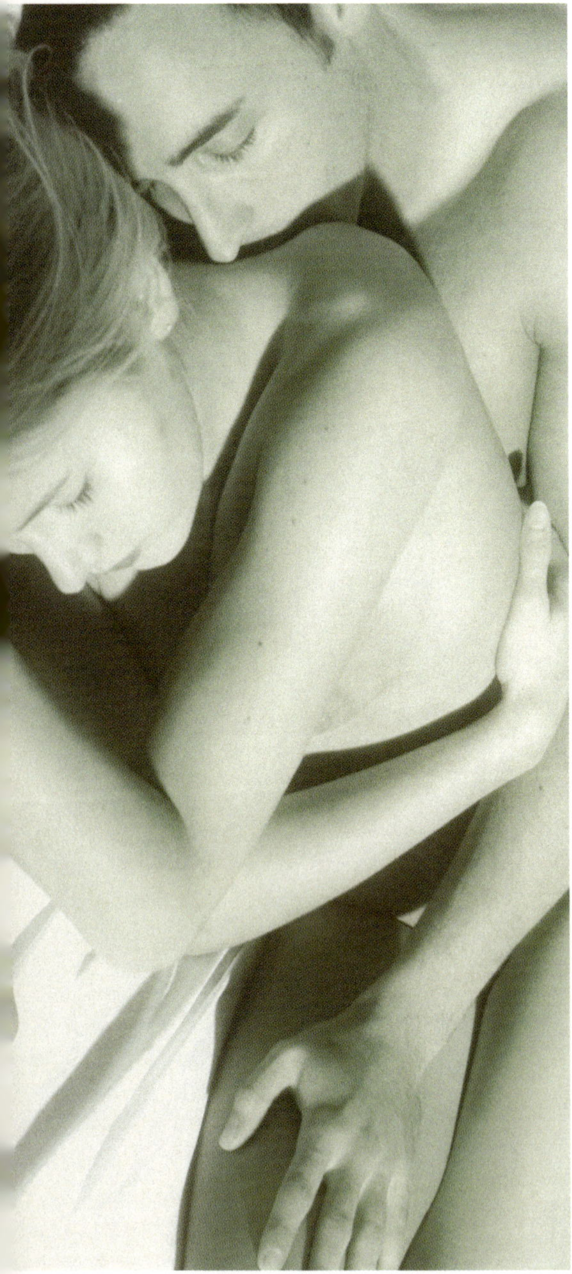

comportamento que Desmond chama de "atividades auto-recompensadoras". Muitos aspectos do sexo também são auto-recompensadores; duvido que existam muitas pessoas que apenas fazem sexo em consideração aos outros. Além disso, claro, brincamos durante a relação sexual. Infinitamente, criamos e recriamos nossas expressões de amor e sensualidade. Recompensamos nossos parceiros por fazer o mesmo. Recompensamos a nós mesmos. Ao mesmo tempo em que escrever um livro é uma evidência tangível do "brincar" criativo, o sentido de ligação entre os amantes é uma evidência intangível.

A criatividade sexual e a "sobrevivência" Desmond Morris acredita que brincar é uma coisa "extra", uma atividade voltada para si mesma. Ainda assim, uma pessoa capaz de brincar e de ser criativa com um parceiro pode conseguir um parceiro melhor do que uma pessoa que não brinca nem é criativa. Brincar (e as artes relacionadas ao brincar) também pode nos dar vantagens evolutivas para a nossa sobrevivência.

No entanto, o que significa sobreviver aqui e agora? A vantagem mais evidente para a brincadeira sexual e para as artes criativas é que elas nos protegem do tédio. Se você acredita que o tédio é irrelevante para a sobrevivência, por favor, pense novamente. A sobrevivência emocional para os seres humanos é quase tão importante quanto a sobrevivência física. Se não tivermos alguma coisa pela qual viver, tendemos a morrer.

O ser humano exige estimulação constante Desmond Morris explica ainda que existe uma sustentação física para essa idéia. Para ele, os humanos e os primatas superiores pertencem a uma categoria de animais que exigem estimulação constante para o sistema nervoso funcionar no máximo da sua capacidade. Se não houver qualquer estimulação imediata disponível, então essas criaturas irão procurar ou inventar alguma coisa. É como se, com o objetivo de continuar a "ser", tivéssemos de continuar a "fazer" ou, no mínimo, "experimentar", mesmo se for indiretamente. Entretanto, denominar as experiências por meio da arte como "indiretas" é um equívoco. Nós só podemos experimentar a vida por meio do nosso cérebro. Portanto, qualquer experiência no cérebro tem um valor direto.

Se aplicarmos essas idéias ao sexo, e se voltarmos aos conceitos de Freud, fica evidente que a brincadeira sexual não é apenas uma abordagem infantil, nem um ensaio, nem um método de aprendizagem. Tomado em sua grandeza, o sexo pode ser compreendido como a projeção fundamental do ego, uma verdadeira criação sexual. Aliás, as pessoas adoram a experiência da criação sexual porque o ego se sente muito bem. O ato físico do sexo lança no ar emanações brilhantes, maravilhosas, cheias de energia positiva.

Relações positivas entre criatividade e sexo

Assim, também podemos compreender a criatividade sexual como:

- Ampliação e recuperação de experiências valiosas;
- Abertura para boas experiências, reais ou imaginárias;
- Compartilhamento da experiência de vida;
- Celebração da vida na forma de sexualidade.

Freud, fundador da psicanálise, estudou o inconsciente e o psiquismo humano, propondo uma teoria da mente e uma técnica terapêutica. Por sua vez, seu rival e contemporâneo Alfred Adler estudou um ingrediente que ele chamou de *Gemeinshaftsgefuhl* ou "interesse humano", que é a necessidade das pessoas de se sentirem ligadas umas às outras. É esse sentido de ligação que nos permite desfrutar do sexo para compartilhar boas sensações com outras pessoas e também para usar a escrita, a pintura e a música para fazer exatamente o mesmo.

Como os dilemas sexuais podem ser vistos como positivos

Você pode até dizer: tudo isso é muito interessante, mas, neste momento, minhas experiências sexuais não são tão boas. Como posso tornar minha sexualidade melhor?

Em primeiro lugar, procure por sinais importantes que seu comportamento ou a ausência de comportamento lhe oferece. Se você partir da premissa de que todo comportamento tem um significado, até mesmo o chamado "mau" comportamento fará a sua vida sexual fascinante. Se você puder identificar o que seu comportamento (ou o comportamento de seu parceiro ou parceira) lhe diz, enriquecerá seu modo de ser. Se todo comportamento tem um significado, isso, então, quer dizer que não existe comportamento negativo, mas apenas comportamento significativo. Ao ver sua vida sexual como uma forma de criatividade, você ganhará uma nova perspectiva em relação a ela, não importa se você a considera "boa" ou "ruim".

Para você ter uma idéia de como fazer isso, seguem três situações sexuais comumente definidas como tipos de dilemas morais. Vou procurar interpretar esses dilemas de um modo criativo.

1. Quando você faz sexo com alguém que mal conhece

A interpretação negativa afirma que sexo com estranhos é imoral e que nenhuma pessoa "decente" manteria uma relação sexual com alguém que acabou de conhecer. Em geral, essa atitude é vista como o comportamento de uma pessoa desesperada, carente, imprudente ou irresponsável. Tudo isso pode ser verdade. O problema é que essa interpretação deixa de fora uma série de outras explicações, todas elas igualmente válidas.

Um método para você ser conhecido(a)

Por sua vez, a interpretação positiva afirma que, mesmo se você fizer sexo com alguém que mal conhece, o sexo pode ser o início de um processo para mostrar a uma nova pessoa quem você é no seu íntimo, mostrar-se como alguém especial. Isso pode ser verdadeiro, independentemente de quem seja o parceiro ou parceira: uma prostituta ou simplesmente um novo amigo.

Um método para você conhecer a si mesmo(a)

Além disso, o sexo também é uma maneira de você mostrar o seu íntimo a si mesmo(a). De que outro modo você poderia saber como você é ou como se comporta em diferentes circunstâncias sexuais, a não ser experimentando-as? A diferença entre você e os outros (que não agem da mesma maneira) é que você tem a coragem de experimentar, o que eles não têm.

Um método infantil para a sobrevivência emocional

A maneira como você aborda uma pessoa sexualmente pela primeira vez pode estar relacionada ao tipo de crença sobre a sobrevivência emocional que você desenvolveu desde criança. Se passou por privação de amor e de afeto na infância, você pode ser uma pessoa não apenas carente, mas também insaciável por essa atenção na vida adulta. O seu inconsciente pode entender que, se não agarrar uma oportunidade no momento em que ela aparece, você a perderá para sempre. "Vá em frente e não desperdice tempo com preliminares", é o que lhe diz a criança que está dentro de você. Desse modo, sua lógica interior tenta protegê-lo(a) do isolamento e da solidão. Contudo, muitas pessoas costumam confundir o sexo com amor e afeição.

Aqui, o seu inconsciente opera de acordo com padrões de sobrevivência adquiridos na infância. Porém, quando somos crianças, às vezes interpretamos as coisas de modo errado. E mesmo se entendemos tudo muito bem aos 4 anos de idade, essa questão, realmente, pode não ter mais relevância vinte anos depois. Assim, embora o sexo com um completo estranho possa parecer instintivamente reconfortante em certo nível, esse tipo de abordagem direta pode trazer tantos problemas quanto soluções.

Aceitando sua abordagem direta

Felizmente, essa percepção pode ser usada de muitas maneiras. Você pode chegar à conclusão de que é feliz com sua abordagem direta em relação ao sexo e que esse é o seu método pessoal para conhecer alguém. A relação sexual pode, de fato, servir como um atalho, ajudando você a conhecer uma pessoa em um nível mais íntimo. Você pode aprender várias coisas por meio do sexo. Por exemplo, é possível descobrir, pelo modo como uma pessoa se expressa, se ela é carinhosa, rude, atenciosa, egoísta. Todas essas informações podem ser observadas na linguagem corporal e verbal, nos gestos, nos olhos. Nos breves quinze minutos de um encontro, é possível perceber se você realmente quer ou não iniciar um relacionamento com essa pessoa.

Essa abordagem pode resultar em um relacionamento apaixonado e duradouro. Conheço casais que se conheceram em festas de *swing*. Eles se apresentaram durante a relação sexual.

PROCURE PELOS ASPECTOS POSITIVOS

De modo consciente, procuramos ver aqui os aspectos positivos de um dilema. Qualquer pessoa é capaz de fazer o mesmo. Existem boas razões para abrir a sua mente a tipos positivos de abordagem sobre o sexo. Se você disser às pessoas que elas têm um problema, essa abordagem é extremamente estéril. Não apenas elas rejeitarão qualquer conselho, mas também poderão ter raiva, o que irá piorar o comportamento. Entretanto, se você procurar e identificar aspectos relevantes, isso sim ajudará. Com isso, homens e mulheres se dispõem a ouvir, sentem-se bem e relaxados o bastante para considerar qualquer abordagem que lhes for oferecida. Quando eles conseguirem sentir que a escolha sexual deles é respeitada e nada lhes é imposto, então estarão prontos para tomar uma decisão responsável e apropriada para eles, e não para a pessoa que aconselha.

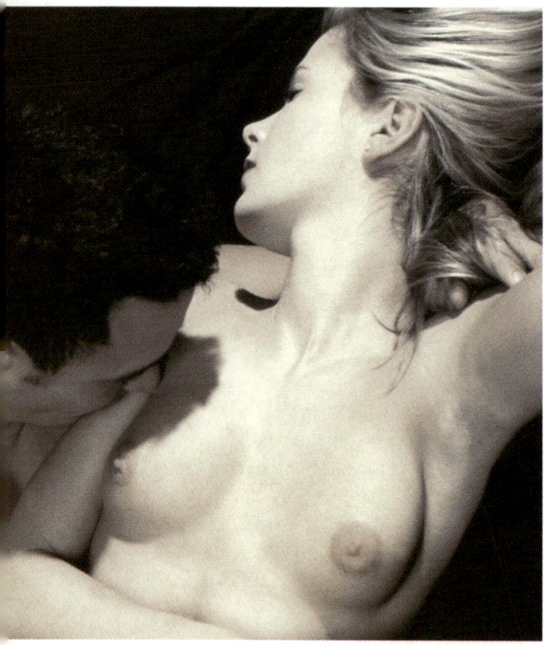

Pelos padrões moralistas, eles deveriam ir direto para o inferno e não ter nenhuma chance em um novo relacionamento. Ainda assim, eles se gostaram tanto que começaram a namorar e acabaram se casando. Se estiver disposto(a) a perder os juízos morais com os quais foi educado(a), você começará a enxergar que existem muitas possibilidades diferentes para a vida, inadmissíveis para uma mente rígida e inflexível.

Moderando sua abordagem direta

Entretanto, talvez você sinta que sua tendência de pular na cama no primeiro instante começa a lhe prejudicar. Talvez você já procure reduzir o ritmo da sua vida sexual, mas encontre dificuldades porque todos os seus instintos empurram você para fazer o contrário. No seu caso, não fazer sexo pode parecer incrivelmente arriscado, pois sente como se você fosse ser rejeitado, como se ninguém mais fosse gostar de você, como se você jamais pudesse encontrar outro parceiro. Esses são sentimentos bem difíceis de superar. Porém... é possível! Existem vários métodos para moderar toda essa ansiedade.

Da próxima vez em que estiver prestes a cair na cama com alguém quase desconhecido, pare um instante, vá ao banheiro e olhe-se no espelho. Então, repita várias vezes o seguinte mantra: "EU ESTOU BEM SEM SEXO".

Se, ainda assim, flagrar-se correndo para a cama mais próxima, repita novamente o mantra, contando um por um os dedos da sua mão direita.

Em seguida, diga ao seu parceiro ou parceira que você sabe que ele ou ela é incrível, mas que ainda não se sente totalmente à vontade para transar. Então, proponha que vocês marquem um novo encontro porque "você realmente adoraria conhecê-lo melhor". Se a pessoa for alguém razoável, ela irá concordar. Caso contrário, ela não será a pessoa certa para você, nem você para ela. Assim, toda vez que sentir aquela mesma ansiedade, calmamente conte nos dedos enquanto recita: "EU ESTOU BEM SEM SEXO".

Se a ansiedade ainda persistir, pense em alguma coisa de que realmente gosta, como seus sapatos preferidos, e calce-os. Ao substituir sua ansiedade por um mantra ou pelos sapatos, você começará a se sentir melhor. Contar nos dedos parece tolo, mas é uma versão simples da terapia estratégica.

2. Sexo solitário

Quantas vezes você já ouviu essa frase: "Coitado, ele é um masturbador solitário"? Faz parte da nossa herança vitoriana acreditar que a masturbação é um sinal de fraqueza e imaturidade. O psiquiatra inglês Anthony Storr, por exemplo, em seu livro *The Dynamics of Creation* [A Dinâmica da Criação], afirma que a auto-estimulação funciona como um curto-circuito, porque, em vez de se relacionar com o mundo real, o masturbador lança-se ao encontro consigo mesmo e, efetivamente, provoca um curto-circuito na ligação sexual do indivíduo com a vida real. Ele conclui que o masturbador compulsivo seria incapaz de produzir qualquer obra de arte séria, porque toda a sua imaginação será canalizada para a própria masturbação.

Uma abordagem lógica

Em primeiro lugar, vamos examinar mais de perto essa atividade sexual auto-recompensadora. Anthony Storr também poderia acrescentar, se prosseguisse em sua argumentação lógica, que a masturbação também deve impedir que o masturbador estabeleça qualquer relacionamento sério, uma vez que sua imaginação seria canalizada para outro lugar. Contudo (a não ser que uma pessoa seja completamente obsessiva), isso não faz sentido. Se fosse assim, você também poderia argumentar que uma pessoa heterossexual, com uma vida amorosa plena, não poderia ser um grande escritor ou compositor, pois a relação sexual ocuparia o mesmo espaço criativo da masturbação. Estamos certos de que essa idéia é absurda. Pablo Picasso é um exemplo evidente de um grande criador que era apaixonado pelo sexo. Mozart também. Tanto a relação sexual como a masturbação exigem energia e imaginação e, é lógico, nenhuma delas é obstáculo para a criatividade.

USE A EMPATIA

Neste dilema, sugiro que você se coloque no lugar da outra pessoa para ter uma boa idéia dos sentimentos e das motivações que ela experimenta. Aprender a usar a empatia evita que sejamos excessivamente centrados em nós mesmos, além de nos ajudar a ver todos os lados de um problema, e não apenas um deles.

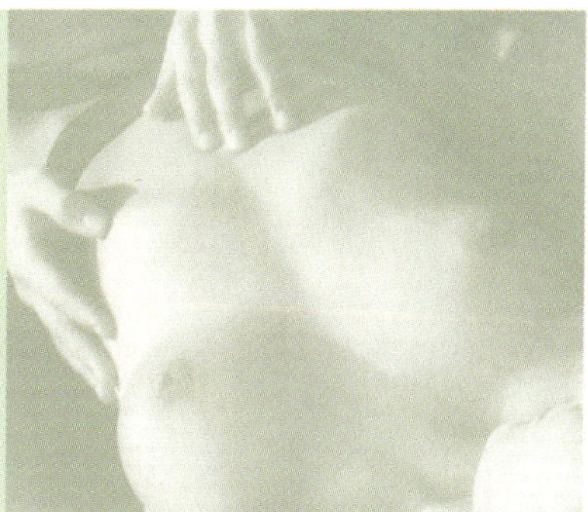

Uma abordagem afirmativa

Eu poderia entender a masturbação como uma extensão do próprio ego, um meio de expressar o "ser", exatamente do mesmo modo como eu enxergaria a grande arte. Além de sublimações, essas atividades podem ser métodos maravilhosos de manter contato com seu valor pessoal, com sua autoconfiança e com sua beleza interior. Todos nós gostamos de pensar que somos reconhecidos como indivíduos. A masturbação é um meio básico, primitivo e puro de fazer isso. A masturbação pode nos equipar para enfrentarmos o mundo com serenidade.

A masturbação desenvolve a imaginação

Contudo, a masturbação é mais do que uma expressão do "ser". É um campo de treinamento para o corpo, para você conhecer sua resposta sexual, para assumir o controle da sua própria sexualidade. Todas essas informações são levadas para o relacionamento com outras pessoas. A masturbação também é um método de desenvolver a imaginação. Ela resgata seus felizes praticantes da falta de sexualidade, da frustração sexual e do tédio. Ela cura; ela conforta nos momentos de tristeza e nas horas de tranqüilidade.

Quando é preciso impedir alguém de se masturbar?

Um problema bastante comum ocorre quando a esposa descobre que seu marido se masturba regularmente. Em geral, ela fica terrivelmente magoada, pois passa a acreditar que ela não satisfaz o marido. Por um lado, talvez ela esteja certa. Por outro lado, pode estar completamente errada. Se ela interpretar a prática do seu parceiro do ponto de vista dele, e não da perspectiva dela, ela poderá descobrir muitas outras explicações. Por exemplo, ele se masturba de vez em quando simplesmente porque gosta. E por que ele não deveria se masturbar? Por acaso, é normal você impedir seu parceiro ou parceira de comer chocolate? Nesse caso, você compreende essa predileção porque também gosta de chocolate.

É possível entender a masturbação sem julgamento, do mesmo jeito que entendemos o caso do chocolate. Uma das maneiras de fazer isso é abrir os olhos para os aspectos positivos da questão. Quais são eles? Os lados positivos da masturbação, em geral, devem-se ao fato de que o masturbador tem:

- Um grande instinto sexual;
- Uma imaginação sexual versátil, que você, como parceira dele, tem muita sorte por poder se aproveitar dela quando ambos mantêm uma relação sexual.

É preciso lembrar de que não somos donos dos nossos parceiros, muito embora, algumas vezes, até gostaríamos de ser. Eles são indivíduos que, se tivermos sorte, irão passar a vida ao nosso lado. Um dos desafios mais difíceis do casamento é tolerar as diferenças do outro. A masturbação pode ser uma delas. A atitude do marido pode ser diferente da de sua esposa. Assim, o segredo é você se desprender dos seus instintos territoriais, descartar qualquer suspeita de que a masturbação do seu parceiro ou parceira pode refletir em você e procurar entender qual é a verdadeira motivação dele ou dela.

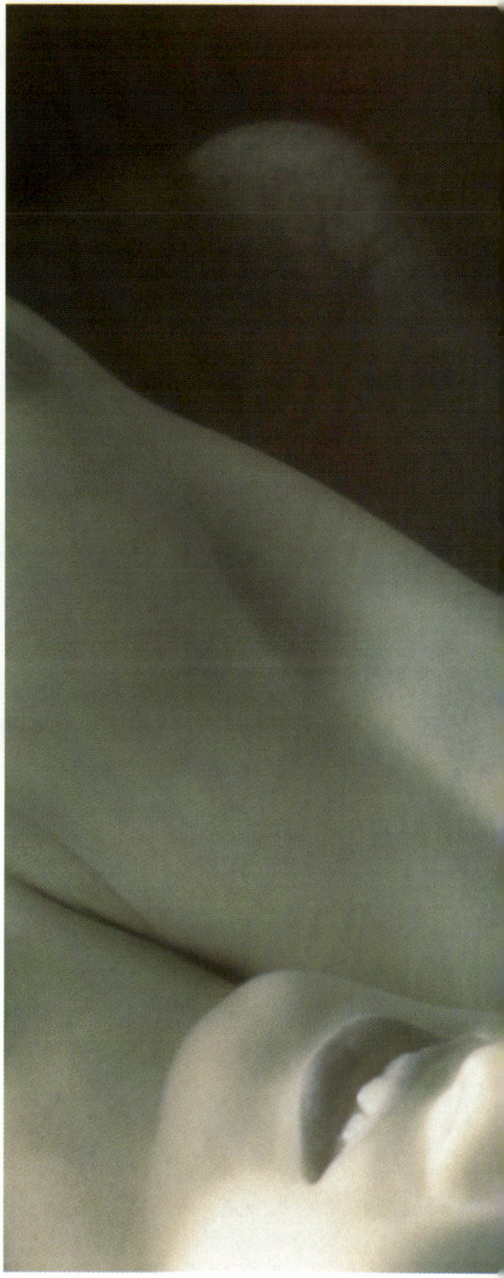

3. O êxtase sexual é uma experiência possível

Este é um dilema moral ao contrário. Embora muitas pessoas gostem de acreditar nessa premissa, com freqüência ela é vista como vazia, um subproduto dos romances de baixa qualidade. Contudo, certas crenças religiosas ensinam que o único e verdadeiro êxtase é o encontro com Deus. Assim, o conceito de êxtase sexual é, para alguns, uma verdadeira batata quente.

Um orgasmo é... apenas um orgasmo

E muito bom, também! Porém, ocasionalmente, conseguimos visualizar outra realidade, que acontece de repente, como uma luz branca, brilhando em *flashes* que se projetam no espaço resplandecente onde, por apenas alguns segundos, você experimenta o puro êxtase. Essa sensação existe de verdade, não é só fruto da imaginação e dos romances açucarados. Infelizmente, aprendemos a desconfiar desse tipo de experiência e acreditar que é irreal, como um tipo de fantasia inventada por antigos gurus.

Quem tem tempo para a espiritualidade?

Não associamos mais o êxtase (de qualquer tipo) à nossa vida apressada e concorrida do século XXI.

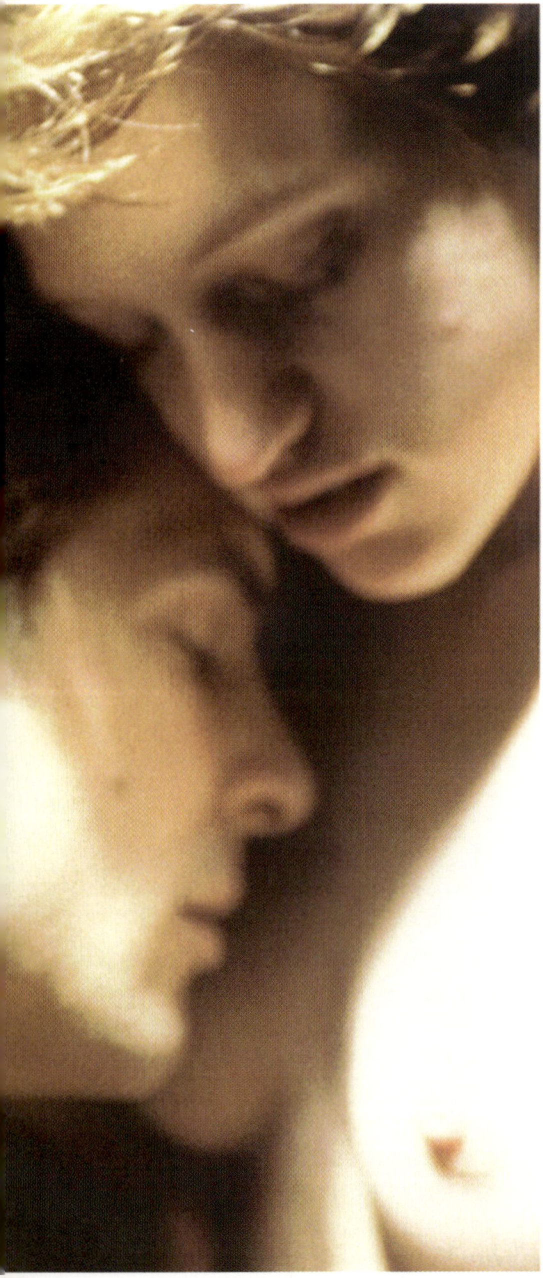

Com certeza, não queremos pensar no êxtase sexual como uma possibilidade concreta porque, se o fizermos, teremos de reconhecer que perdemos alguma coisa no caminho, que algo nos falta. Estamos enormemente presos à realidade de hoje, do aqui e agora. Pensamos que ter uma vida espiritual, de qualquer tipo, é uma coisa ultrapassada das antigas gerações. Além disso, quem tem tempo para isso?

Mesmo assim... Se pensarmos desse jeito, podemos até, por um lado, nos proteger de eventuais desapontamentos, mas, por outro lado, também restringimos nossas possibilidades. O limiar para esse tipo de excitação que chamamos de êxtase é o senso de união, de verdadeira ligação; acredita-se que, por meio de um incrível bem-estar que ilumina nosso cérebro, podemos de algum modo compartilhar todo esse prazer; qualquer pessoa pode experimentar essa sensação. Mesmo que tudo isso seja uma ilusão, é uma ilusão maravilhosa. Não tenho qualquer dúvida de que quanto mais pessoas se esforçarem para conhecer essa ilusão, melhor.

Tenha força, seja espiritual

Vamos considerar a possibilidade de que o êxtase sexual existe. Não acredito que isso seja algo que podemos experimentar com freqüência. Contudo, a efêmera sensação é maravilhosa. Nem mesmo tenho certeza de que os métodos formulados para nos levar ao êxtase realmente funcionem. Em todo caso, se você observar os ingredientes de tais métodos, verá que há ênfase no tempo e na paz, na sensualidade sem pressa e no pensamento e compartilhamento. Todos esses aspectos são valiosos.

Você tem razão se pensa que não há nada de especialmente novo em relação ao êxtase sexual. Há milhares de anos, as culturas antigas vêm nos ensinando tudo isso. O sexo tântrico, que busca o prazer máximo e duradouro, trata justamente desses aspectos. Ainda assim, acredito que a noção de êxtase sexual incomoda os moralistas. Se todas as pessoas se dedicassem a encontrar aquela luz branca brilhante e a mais pura paz, o mundo ficaria louco? Perderia o controle, perturbando as grandes instituições que o tem governado pelos últimos dois mil anos? Assim, para evitar esse caos moral, a idéia do êxtase sexual tem sido relegada, esquecida. É preciso fé para perseverar em uma idéia que tem sido desvalorizada. No entanto, um retorno a algumas antigas crenças, aliado aos benefícios do conhecimento moderno, podem nos ajudar a compreender melhor essa questão.

Os antigos rituais

Aqueles que se interessam em explorar as sensações sexuais no cérebro podem ler o Kama Sutra ou consultar os manuais de sexo tântrico. Infelizmente, nem sempre a observação de certos rituais garante que você irá alcançar o paraíso. Mas quem sabe? Talvez você seja capaz de chegar lá. Esses manuais trazem muitos ensinamentos valiosos. Esses ensinamentos incluem tempo, relaxamento, o cultivo de uma profunda intimidade, a lenta e gradual intensificação do desejo e a sensação tátil. Se você segui-los, alcançará uma espécie de eternidade. Quando a excitação sexual e o orgasmo se prolongam como se fossem eternos, esse é o momento em que o êxtase surge.

CONFIE EM SEUS INSTINTOS

Se você sinceramente acredita que é capaz de se transportar para o universo cármico e depois despertar na cama em meio aos lençóis desarrumados, não tenha medo. Explore seus instintos. É justamente experimentando e medindo nossos sentimentos mais profundos que seremos capazes de amadurecer emocionalmente.

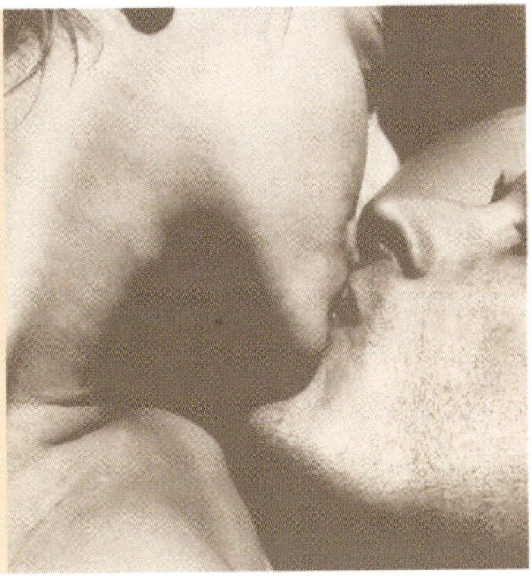

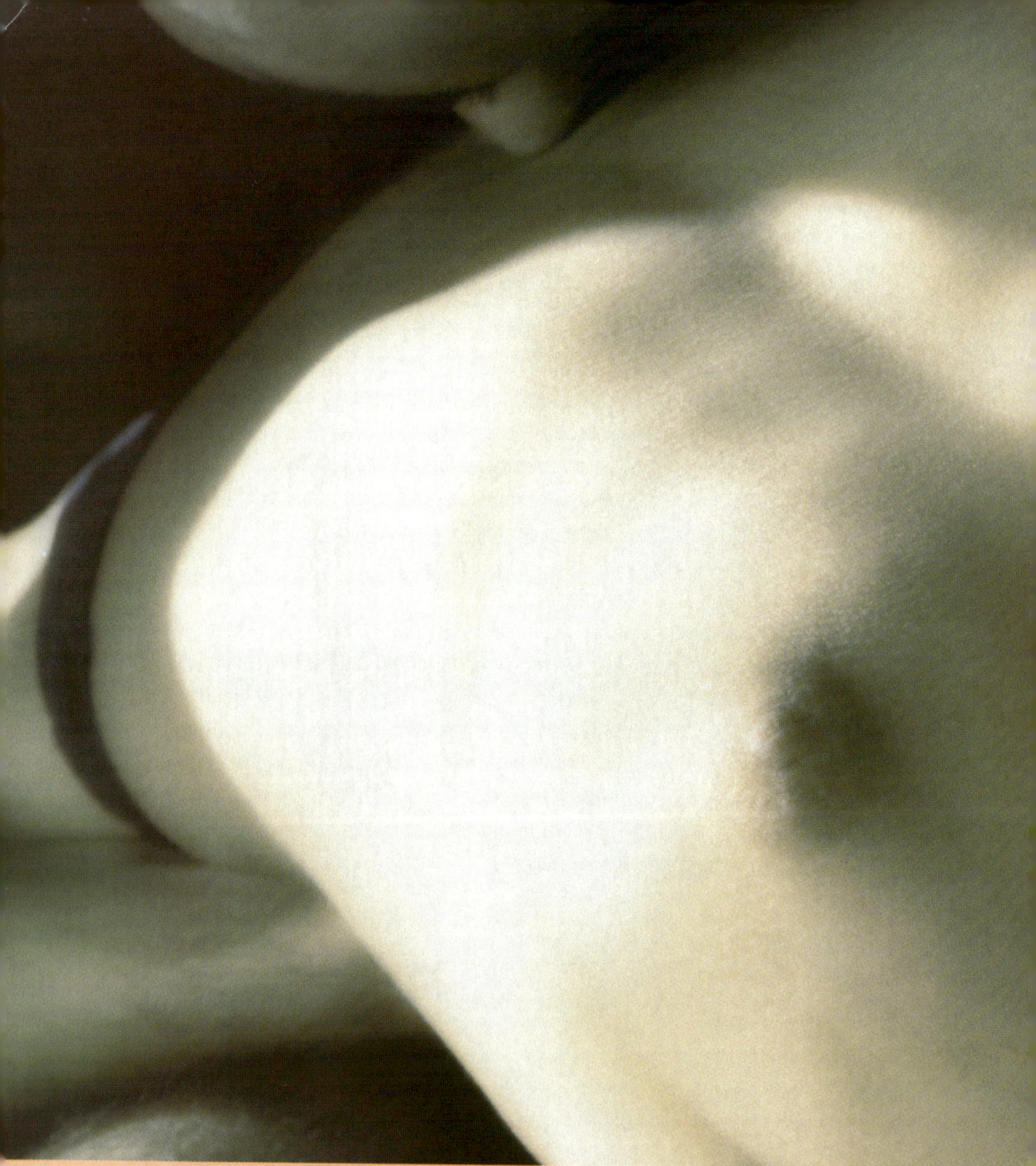

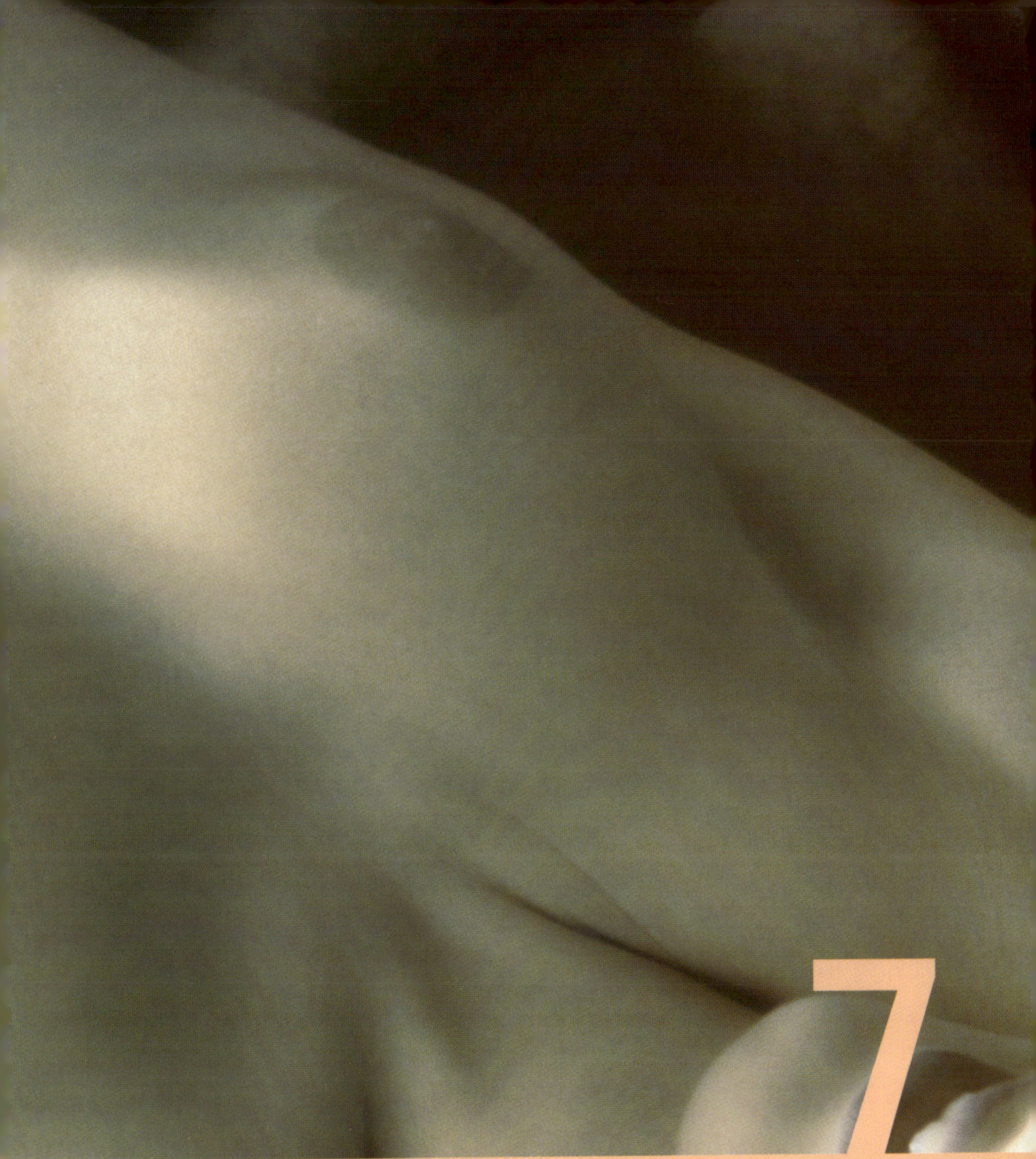

7

Uma maravilhosa sexualidade nova

Considerando a mudança

Em atenção aos leitores ainda em dúvida, vamos saber por que o mundo não vai desmoronar se você decidir aceitar as idéias contidas neste livro. Ou será que vai? Se todos começarem a fazer o que quiserem sexualmente, as pessoas poderiam andar nuas pelas ruas e até transar na esquina mais próxima. Com certeza, o mundo que conhecemos desmoronaria? Esse tipo de comportamento nos conduziria de volta ao estado animal? Caso voltássemos a ser como os animais novamente, seria o fim da inteligência civilizada? Isso se parece com o dia do juízo final.

Entretanto, suspeito que o sexo seja um pouco como a moda. Sempre haverá pessoas que desejam ser diferentes. São elas que usarão as roupas do último lançamento e farão questão de ser despudoradamente sexuais. Contudo, sempre haverá aqueles que querem ser tradicionais, que jamais sonhariam em fazer sexo em público, do mesmo modo como não colocariam *piercings* no corpo. Graças ao equilíbrio entre os radicais e os tradicionais, não perceberíamos grande diferença. Por isso, o mundo não desmoronaria; simplesmente mudaria um pouco. Poderíamos atingir algum nível de aceitação por parte do público do sexo sem pudor, mas também poderíamos ver uma rejeição pública ainda maior a esse estilo sexual.

Essa pequena mudança na opinião pública poderia nos atingir da mesma forma que os computadores atingiram os jovens. Por exemplo: hoje, o acesso e a circulação da informação são muito mais rápidos do que foram para as gerações anteriores. Isso trouxe uma série de mudanças no modo como as pessoas se comunicam, trabalham e se relacionam. As idéias sexuais também mudam e podem gerar outras mudanças também.

Somos humanos, logo mudamos

A mudança é inevitável. Para mudar, basta viver e respirar. Portanto, é melhor aceitar e compreender os processos de mudança ou tentar impedi-los e atacá-los porque estamos amedrontados? Na verdade, não importa de que lado você esteja na guerra das idéias, a mudança é a base de qualquer forma de evolução. Somos humanos, logo mudamos.

A julgar pelas recentes e rápidas transformações no conhecimento científico, nossos netos e os descendentes deles terão acesso a algumas das mais notáveis escolhas no que se refere às opções sexuais. Com base no atual desenvolvimento tecnológico, aqui apresentado, no futuro você será capaz de:

Mudar seu orgasmo Apenas muito recentemente, a libido (o desejo sexual) começou a ser mais bem compreendida. Não estamos no reino da fantasia, mas podemos antever um futuro no qual você poderia decidir se quer que seu orgasmo seja duradouro e delirante, tênue e fluido, forte e intenso, ou rapidamente explosivo. Como você faria isso? Ingerindo uma pílula adequadamente calibrada para liberar ou inibir a energia sexual. Sua pílula poderia ter as cores do arco-íris, com o violeta e o azul indicando um clímax rápido e explosivo, e o amarelo até o branco indicando um orgasmo tênue e fluido. Esse medicamento agiria diretamente nos centros cerebrais da excitação e da inibição, mas também poderia ser enriquecido com doses de testosterona, com o objetivo de melhorar a sensibilidade.

Mudar seu desejo sexual Se tiver aversão à idéia de ingerir substâncias que precisam ser processadas pelo fígado, você poderia optar por medicamentos na forma de gel para serem aplicados nos órgãos genitais. Esses preparados provocariam a excitação sexual diretamente no pênis ou no clitóris, desse modo sensibilizando essas áreas intensamente, além de também serem absorvidos pela corrente sangüínea e levados até os centros cerebrais do sexo. O resultado: uma pessoa capaz de se excitar com qualquer outra pessoa, sob qualquer circunstância. Esse tipo de gel teria um valor incalculável para as muitas mulheres que têm dificuldade de alcançar o orgasmo. O gel também funcionaria muito bem para os homens idosos com dificuldade de manter uma ereção.

Lembrete: apenas 30% das mulheres conseguem alcançar o clímax somente com a penetração.

Mudar sua forma física Se você tem bastante dinheiro, já pode fazer isso hoje, graças à cirurgia plástica. No futuro, entretanto, não apenas será possível remodelar completamente o corpo, como também novas drogas irão preparar o organismo para reagir bem ao bisturi e, assim, obter uma ótima recuperação sem cicatrizes.

Novas pesquisas tornam possível implantar todo tipo de órgãos nos seres humanos, incluindo tecidos, com drogas capazes de prevenir a rejeição. No futuro, todas essas partes extras poderão ser desenvolvidas a partir dos nossos próprios núcleos celulares clonados, de modo que o problema da rejeição não mais existirá, pois nosso organismo receberá um implante como uma parte de si mesmo.

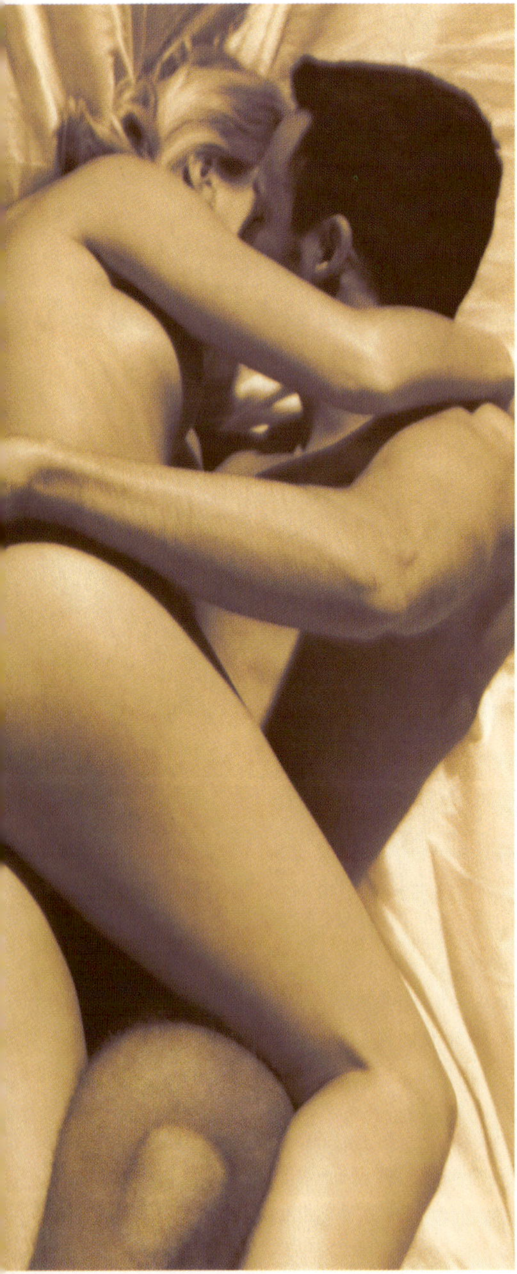

As possibilidades em relação ao sexo são substanciais. Da substituição à reconstrução e superposição dos órgãos genitais, todos esses implantes tornam-se possíveis. Vamos imaginar, por exemplo, uma mulher com seios turbinados. Bastaria esfregar seus novos seios sensíveis e seus novos mamilos sensíveis para ela experimentar orgasmos intensos toda vez que desejar. Agora, vamos imaginar um homem com um pênis extra, especialmente modelado para a penetração anal, enquanto seu pênis normal penetra a vagina. É a medicina sexual se transformando em indústria do sexo.

Escolher a sexualidade do seu bebê Não me refiro aqui ao sexo, ou seja, ao gênero. Refiro-me à sexualidade, o modo como uma pessoa se relaciona sexualmente. Isso incluiria a libido, a sensibilidade, a capacidade de excitação e o modo de expressar a sexualidade. Para isso, seria necessário apenas introduzir um implante hormonal sexual. Para evitar que uma criança possa ser explorada, o implante seria regulado para funcionar apenas a partir da idade apropriada. Em outras palavras, você poderia assegurar que o seu filho ou sua filha não tivesse qualquer dificuldade em manter uma vida sexual plena.

Transar só com uma pessoa Muitos problemas que encontramos em nossos relacionamentos surgem do fato de que um dos parceiros (ou até os dois) apresenta uma inquietação sexual. Ótimos casamentos terminam porque um dos cônjuges sente-se virtualmente compelido a dar vazão aos seus instintos. Vamos imaginar um mundo em que, no casamento, cada parceiro poderia optar por ser bio-emocionalmente personalizado para o outro. O que isso acarretaria? Você e seu parceiro ou sua parceira se submeteriam a um método de programação cerebral, para que certos processos cerebrais relativos à atração sexual em vocês dois fossem induzidos a combinar perfeitamente entre si e a se concentrar exclusivamente um no outro. Esse procedimento tornaria impossível qualquer desvio.

A vantagem seria que muitos casais permaneceriam felizes juntos. O problema surgiria quando um dos cônjuges morresse. Hoje, viúvas e viúvos já procuram as clínicas de terapia sexual porque desejam se relacionar com um novo parceiro ou parceira. Eles se sentem muito atraídos por uma nova pessoa, mas, quando se trata do sexo, lembram-se do falecido ou falecida tão automaticamente que a relação sexual se torna impossível.

Transar com muitas pessoas simultaneamente O *ciber*-sexo tornaria possível não apenas a comunicação por meio de uma *webcam*, como também a ligação do seu corpo a um sistema de internet por meio de eletrodos aplicados a determinadas zonas erógenas. O sistema permitiria que você e seu parceiro ou sua parceira experimentassem a excitação física, mesmo fazendo amor a uma longa distância. Uma das muitas vantagens do sexo virtual é que você poderia se conectar a mais de uma pessoa por vez, em um tipo de *chat* da cama, no qual você poderia participar de orgias.

Outra vantagem seria o grande aumento da experiência sexual, especialmente para certas pessoas que não teriam vida sexual de outro modo. A desvantagem viria da possibilidade de você se tornar tão dependente do *chat* da cama que não seria capaz de deixá-lo. Pessoas seriam encontradas quase à morte, entocadas com seus computadores, porém exalando um último suspiro de intenso prazer.

Seja um Borg. Transe com o mundo Fãs da série *Jornada nas Estrelas* saberão reconhecer a referência. Na série, os Borgs são uma raça inimiga de meio-humanos, meio- robôs, todos ligados a um cérebro global. Eles vivem como uma colméia e vagueiam pelo universo à procura de outras raças com as quais se conectar, de modo que seus cérebros se expandem, ao mesmo tempo em que as outras raças são enriquecidas pela enorme variedade de experiências que os Borgs podem oferecer.

Não é difícil imaginar que esse tipo de *ciber*-conexão em breve estará disponível, de modo que seremos capazes não apenas de fazer sexo virtual com pequenos grupos, mas também fazer um verdadeiro "sexo solar" com um grupo absolutamente enorme de pessoas. Imagine uma sociedade em que cada indivíduo experimentasse o próprio orgasmo e os orgasmos dos outros simultaneamente!

A vantagem: um aumento fabuloso do conhecimento pessoal e do contato com orgasmos tão poderosos que poderiam deixar você inconsciente por vários dias. A desvantagem: perda da identidade pessoal, vulnerabilidade da autonomia e do grupo, de modo que, se uma pessoa sofrer, todos sofrerão.

Faça o *download* do seu sexo Os seres humanos poderiam alcançar um estágio em que teriam um computador implantado no cérebro já na infância. Entre outras coisas, o sistema permitiria que você fizesse o *download* da sua relação sexual noturna diretamente da internet. Nesse momento, você se transformaria em um Borg de verdade.

O mundo do gênero flutuante Considerando que nossas identidades poderiam estar ligadas aos cérebros de outras pessoas desde tenra idade, seria difícil permanecer homem ou mulher, pois nossa experiência de fato englobaria as de todos os gêneros. Com isso, não apenas seríamos bem mais tolerantes ao diferenciar os grupos segundo o seu gênero, mas também poderíamos perder nosso próprio gênero de vista, o que nos permitiria flutuar livremente entre eles. Em outras palavras, poderíamos assumir o gênero que quiséssemos, de acordo com o tipo de relação sexual que escolhêssemos.

A idade do gelo cibernética Em conseqüência de um cataclisma, a internet seria destruída, deixando a humanidade desorientada. A civilização seria destruída, milhões iriam morrer e a raça humana teria de começar tudo de novo. Dessa vez, os grandes macacos poderiam levar vantagem sobre os homens, porque eles saberiam como sobreviver em um mundo selvagem. Entretanto, virtualmente a humanidade teria perdido o contato com a realidade.

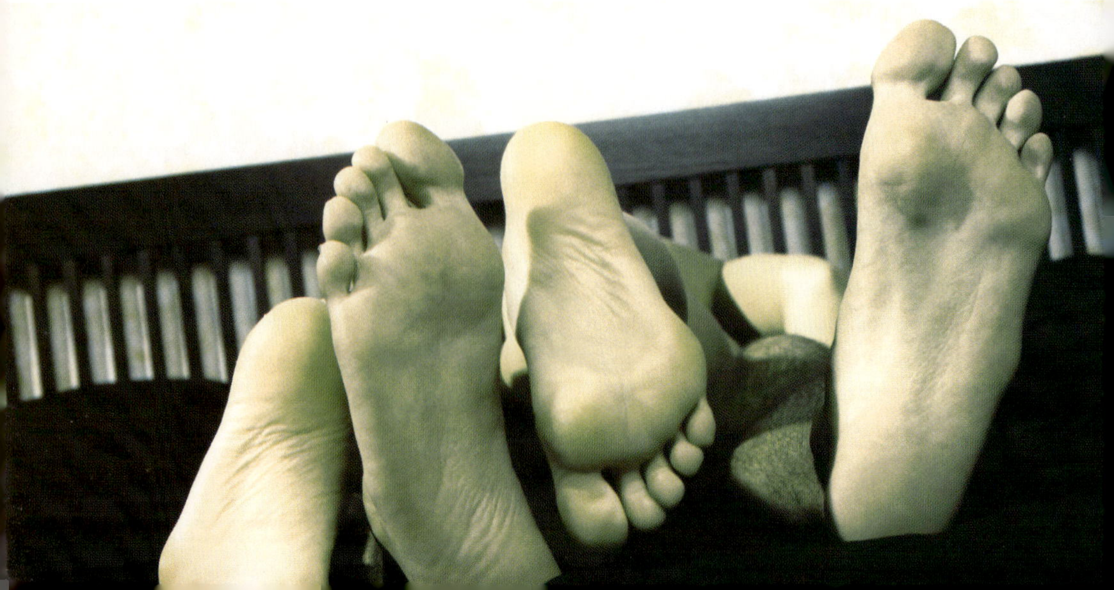

EPÍLOGO

Quando o dia termina, podemos escolher como queremos experimentar o sexo. Não temos de nos prender ao que o sistema atual de crenças estabelece. Se voltarmos aos princípios evolutivos, veremos que o sexo pode ser qualquer coisa. Pode ser como um cérebro antigo (inconsciente, instintivo) ou pode ser como um cérebro novo (consciente, racional). Qualquer maneira de praticar o sexo é "real" e "natural"; por isso, os seres humanos deveriam ser inteligentes para tirar o máximo proveito daquilo que têm.

Para resumir a questão, repensar o sexo envolve:

- Compreender os memes, os referenciais, o poder das idéias, de onde elas vêm, além de considerar a possibilidade de estabelecer alguns memes próprios.
- Compreender o próprio comportamento e sentimentos. Em outras palavras, é preciso entender a história da sua família e por que você cresceu com determinado mecanismo de "sobrevivência" que afeta suas escolhas sexuais hoje.
- Decidir se você realmente deseja mudar ou se, de fato, sua situação atual é satisfatória.
- Fazer pequenas mudanças (se é o que você quer). As mudanças devem ser graduais, mas persistentes.
- Experimentar mudar suas atitudes diante do sexo. Comece com o nosso pequeno programa de reestruturação da atitude sexual (capítulo 3) e, depois, considere formar seu próprio grupo de discussão para trocar idéias sobre comportamento sexual, para que você consiga se sentir à vontade com todos os aspectos do sexo.
- Enxergar o outro lado de um problema sexual. Preste atenção ao que o problema tenta lhe dizer sobre você e sobre seu relacionamento.
- Esforçar-se conscientemente em valorizar e em se sentir feliz com tudo o que conseguir.
- Considerar a perspectiva histórica, o fato de que cada geração se comporta de forma diferente em relação à sexualidade.
- Enxergar sua vida sexual como um copo que está "meio cheio". Valorizar a criatividade que surgir em cada ato sexual e as sutilezas que você já estabeleceu com seu parceiro ou sua parceira.
- Deixar o medo de lado para lutar pela vida sexual que é certa para você.

Não existem padrões para o sexo em seu cérebro. O sexo é simplesmente o que você faz com ele. Entretanto, lembrando da história da Lua, o sexo é sempre apenas... sexo.

Bibliografia

BAGEMIHL, Bruce. *Biological exuberance*. New York: St. Martins Press, 1999.

BANCROFT, John. *Human sexuality and its problems*. Edinburgh: Churchill Livingstone, 1989.

BLACKMORE, Susan. *The meme machine*. Oxford: Oxford University Press, 2000.

EVANS, Dylan; ZARATE, Oscar. *Introducing evolutionary psychology*. London: Icon, 1999.

HAWES, Clair. *Couples growing together: a marriage enrichment program*. Vancouver: Coast Center for Mediation and Couseling, 1997.

HOLFORD, Jeremy; HOOPER, Anne. *Adler for beginners*. London: Writers and Readers, 1998.

HOOPER, Anne. *The body electric*. London: Virago, 1979.

__________. *O Kama Sutra*. Porto, Portugal: Civilização Editora, 2000.

HOOPER, Anne; PERRING, Michael. *Get fit, feel fantastic*. London: Carroll & Brown, 2000.

KINSEY, A. C.; POMEROY, W. B.; MARTIN, C. E. *Sexual behavior in the human male*. Philadelphia: Saunders, 1948.

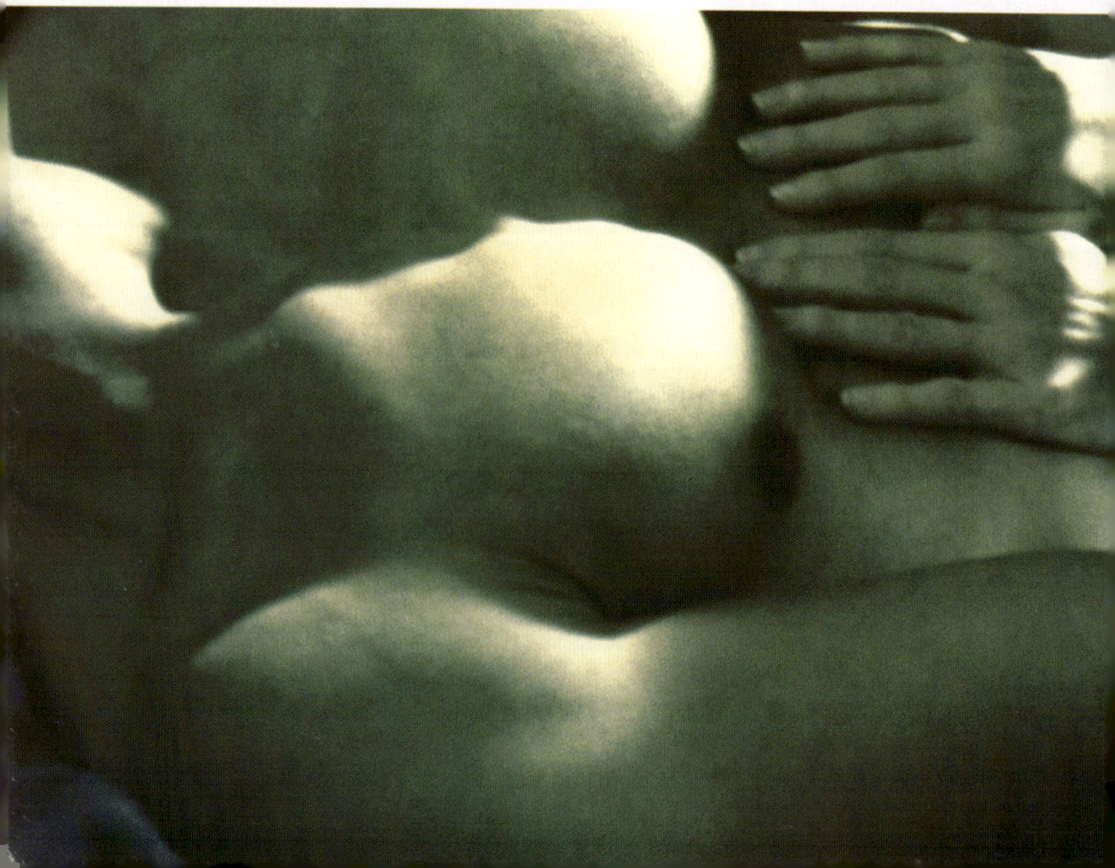

LOVELL, Mary. *A rage to live: a biography of Richard and Isabel Burton*. New York: Norton, 2000.

MASTERS, William; JOHNSON, Virginia. *Homossexualidade em perspectiva.* São Paulo: Artes Médicas, 1979.

MILLER, Geoffrey. *A mente seletiva: como a escolha sexual influenciou a evolução da natureza humana.* Rio de Janeiro: Campus, 2000.

NATIONAL SEX FORUM. *SAR Guide for a better sex life.* San Francisco: National Sex Forum, 1977.

ROSE, Hilary; ROSE, Steven. *Alas, poor Darwin.* London: Jonathan Cape, 2000.

STOPES, Marie. *Married love.* Reprinted ed. Phoenix Press, 2000.

STORR, Anthony. *The dynamics of creation.* London: Penguin, 1972.

WELLINGS, Kaye et al. *Sexual behavior in Britain.* London: Penguin, 1994.

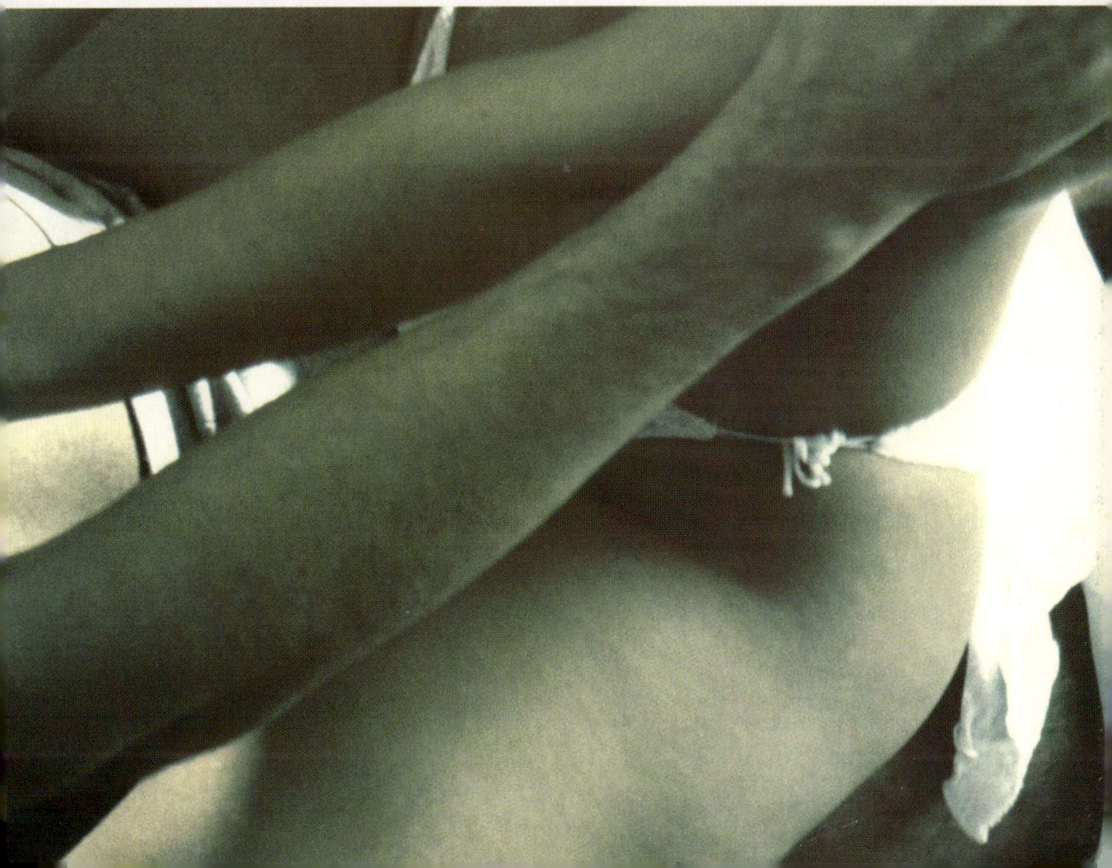

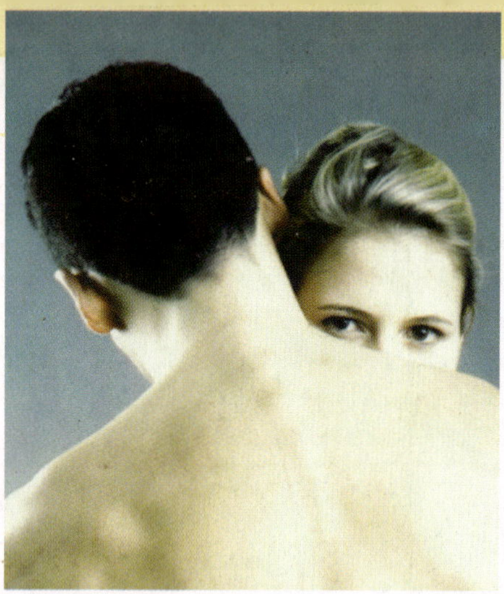

AGRADECIMENTOS

Aos meus colegas Jeremy Holford-Miettinen e doutor Michael Perring pelo estímulo e pelas informações que ofereceram sobre o assunto sexo e evolução.

Este livro foi impresso

pela Sermograf Gráfica em papel *couche* fosco 115 g.